AKTIV GEGEN OSTEOPOROSE

PROF. DR. MED. HENNING KUNTER

Stiftung Warentest

INHALTS-
VERZEICHNIS

5 Uneingeschränkt bruchsicher

Hilfe

Erklärung der Symbole

Jede farbige Textpassage bietet Ihnen spannende und besonders wissenswerte Zusatzinformationen. Diese Symbole zeigen Ihnen, was Sie hier erwartet.

Gut zu wissen

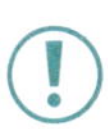

Achtung!

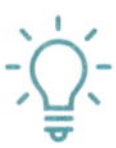

Verblüffendes

Eine kurze Anleitung

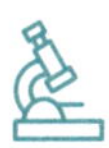

Aus der Forschung

OSTEOPOROSE? SIE KÖNNEN VIEL TUN!

Knochenschwund klingt bedrohlich, lässt sich aber bremsen. Werden Sie also aktiv! Erfahren Sie, was bei Osteoporose passiert, wie Brüche gut heilen und vor allem, wie Sie Ihre Knochen stärken.

Was ist mit meinen Knochen los?

Wie ein Dieb in der Nacht nagt die Krankheit still an der Knochenmasse. Zum Glück ist Osteoporose gut behandelbar.

Kleine Preisfrage: Kennen Sie das härteste Gewebe in unserem Körper? Wenn Sie auf Zähne und den Zahnschmelz tippen, liegen Sie völlig richtig. Gleich dahinter kommen aber schon unsere Knochen. Sie halten den Körper zusammen. Ohne sie wären wir nur eine formlose Masse, wir würden schwerfällig über den Boden kriechen und nicht aufrecht gehen können. Wenn ein solcher fester Knochen aus heiterem Himmel bricht, ist das natürlich ein Schock. Womöglich waren Sie in Ihrem Leben ganz selten krank oder hatten kaum Beschwerden. Und jetzt trifft Sie die Diagnose. Keine schöne Nachricht. Aber auch wenn Osteoporose nicht heilbar ist, ist sie nicht das Ende aller persönlichen und beruflichen Perspektiven. Jede Osteoporose verläuft anders. Falls Sie bisher kaum Beschwerden haben, dürfen Sie darauf hoffen, dass es weiterhin so bliebt. Und selbst wenn Sie schwerer betroffen sind, haben Sie viele Möglichkeiten, der Erkrankung entgegenzuwirken und an Lebensqualität zu gewinnen. Generell gilt: Osteoporose ist heutzutage sehr gut behandelbar. Sie können eine Menge tun, um lange Zeit aktiv zu bleiben. Dieses Buch wird Ihnen helfen, Ihre Erkrankung besser zu verstehen und Ihr Leben neu in Schwung zu bringen.

Das Tückische an einer Osteoporose ist, dass sie anfangs still und unbemerkt voranschreiten kann. Vielen Menschen fällt dann irgendwann auf, dass etwas mit ihren Knochen nicht stimmt. Warum habe ich plötzlich Schmerzen im Rücken? Ich habe doch nur die Blumenkübel umgestellt. Warum tut mir mein Fuß weh? Ich war doch nur wandern. In den frühen Stadien der Osteoporose treten in der Regel keine Schmerzen auf. Erst wenn es zu einem Knochenbruch kommt, macht sich die Erkrankung sehr deutlich bemerkbar. Typisch für Osteoporose ist, dass meist ohne schweren Sturz zum Beispiel der Oberschenkelhals oder das Handgelenk bricht. Wirbelkörper können sogar ganz unbemerkt brechen. Erst später kommt es dann zu stärkeren Rückenschmerzen, da sich die Statik der Wirbelsäule entscheidend verändert hat. Solche Brüche werden als Spontanfrakturen oder Fragilitätsfrakturen bezeichnet und spielen bei den sogenannten Risikofaktoren eine erhebliche Rolle (mehr dazu ab Seite 9). Besonders Männer denken, dass Osteoporose eine seltene Erkrankung ist. Ein Trugschluss, denn aktuell sind gut 6 Millionen Menschen in Deutschland betroffen. Nach dem 50. Lebensalter nimmt das Risiko erheblich zu. Ungefähr 30 Prozent aller Frauen nach den Wechseljahren erkranken, ab dem 70. Lebensjahr leidet nahezu jede zweite Frau daran. Und immerhin 20 Prozent aller Männer erkranken an Osteoporose.

TENDENZ STEIGEND. Wegen des demografischen Wandels wird die Zahl aller Osteoporose-Erkrankten in Deutschland bis 2030 um etwa ein Viertel auf ungefähr 7,5 Millionen steigen. Weltweit gesehen erwarten Experten bis 2050 im Vergleich zu heute viermal so viele Knochenbrüche im Zusammenhang mit Osteoporose.

Oft wird die Diagnose Osteoporose nach einem Knochenbruch gestellt. Es gibt aber auch weniger auffällige Anzeichen. Achten Sie besonders auf charakteristische Anzeichen für Osteoporose, zum Beispiel auf eine Art Schwächegefühl im Rücken oder natürlich auch auf ständige Rückenschmerzen. Ein sicheres Warnsignal sind sie aber nicht, weil auch viele Menschen ohne Osteoporose „Rücken haben". Bedenklich ist ein Größenverlust um mehr als fünf Zentimeter im Vergleich zur Passgröße innerhalb eines Jahres. Die Ursache liegt in der veränderten Körperform, da sich der Rippen-Becken-Abstand verkürzt hat. Man bekommt einen Rundrücken und ein sogenanntes Osteoporose-Bäuchlein (vorgewölbter Unterbauch). Ein bisschen hat man den Eindruck, als ob sich der Oberkörper verkürzt hätte. Der Körper macht ein Hohlkreuz, um den Oberkörper, der sich nach vorn neigt, auszubalancieren. Anhaltende, tiefe Rückenschmerzen sind oft die Folge. Mit fortschreitender Zeit fühlen Sie sich unsicher beim Gehen, was wiederum das Sturzrisiko erhöht. Gut nachvollziehbar, dass Sie jetzt Ihrem Körper nicht mehr so wie früher vertrauen. Vor allem dann, wenn Sie die Beschwerden erst nach einem Bruch bemerkt haben. Es ist wichtig, dass Sie diese Angst genauso behandeln wie die körperliche Erkrankung.

Wunderwerk Knochen und Skelett

Jetzt kommt eine kleine Wissenseinheit über Knochen. Versprochen, es wird nicht sehr lang. Aber eigentlich ist es spannend, etwas über den Aufbau unseres „Gerüsts" zu erfahren. Der Körper hat 206 Knochen, die durch Bänder zusammengehalten werden. Mit den Muskeln sind sie durch Sehnen verbunden. Die Knochen schützen bestimmte Organe des Körpers, wie das Gehirn, die Lunge und das Herz. Vielleicht denken Sie bei dem Wort Knochen an Tod und Verwesung. Aber weit gefehlt, hier tobt das Leben. Knochen sind, wie Mediziner sagen, stoffwechselaktiv, es werden Stoffe transportiert und umgewandelt. Im optimalen Fall herrscht ein Gleichgewicht zwischen den Zellen, die für den Aufbau neuer Zellen sorgen, und solchen, die für den Abbau verbrauchter Zellen zuständig sind.

Das Skelett gibt dem Körper die Form und rahmt ihn ein. Über die Sehnen ist das Skelett mit den Muskeln verbunden. Das Skelett bestimmt nicht nur die Körperform, es trägt wesentlich dazu bei, dass wir uns bewegen können. Aufrecht gehen ist zum Beispiel vor allem möglich, weil die Wirbelsäule mit ihren 30 Knochen doppelt S-förmig gebogen ist. Diese Form zusammen mit den Bandscheiben und Bändern federt die Stöße ab, sodass wir schmerzfrei gehen können. Aber Knochen ist nicht gleich Knochen. Es gibt lange Knochen wie die Röhrenknochen, die in ihrer Mitte einen Schaft und zwei Enden haben, die das Gelenk bilden. Im Schädel und im Brustkorb findet man sogenannte platte Knochen. Außerdem gibt es noch kurze Knochen wie die Fuß- und Handwurzelknochen. Meist haben Knochen in der Mitte eine Röhre, in deren innerem Hohlraum sich das Knochenmark verbirgt. Einige Knochen, zum Beispiel das Brustbein, die Rippen oder die Wirbelkörper, können mit ihrem roten Knochenmark neue Blutzellen bilden. Bei Erwachsenen wird es durch gelbes Knochenmark ersetzt, nur in einigen Teilen der Rippenknochen und der Wirbelsäule findet sich noch rotes Knochenmark. Außen ist der Knochen von einer Haut umgeben, die von vielen Blutgefäße und Nerven durchzogen ist. Bei manchen Knochen ist diese Haut sehr dünn und daher ziemlich schmerzempfindlich. Paradebeispiel ist der Schienbeinknochen – der Grund, warum Fußballspieler Schienbeinschoner tragen. Die nötige Härte bekommt der Knochen von den Mineralstoffen Kalzium und Phosphor; vor allem Kalziumkristalle sorgen für die Festigkeit. Der Knochen dient daher als Kalziumspeicher, in dem Salz eingelagert und entnommen wird.

Bauen und klauen

Es ist eine Knochenarbeit. Unser ganzes Leben lang steuern spezielle Zellen den Auf- und Abbau der Knochen. Die Aufbauzellen heißen Osteoblasten. Das b im Namen können Sie sich als Eselsbrücke für das Wort „Bauen" merken. Die Abbauzellen werden als Osteoklasten bezeichnet, das k im Namen ist die Eselsbrücke für „Klauen". Das neue Knochenmaterial lagern die Osteoblasten auf der Knochenoberfläche ab, während die Osteoklasten die Knochen „zerfressen" und Höhlen und Tunnel hineingraben. Alle diese Prozesse sind wichtig, denn ohne sie könnte sich der Körper nicht an Veränderungen anpassen, zum Beispiel an ein anderes Körpergewicht oder an neue Sportarten. Erst das Zusammenspiel von Osteoblasten und Osteoklasten macht es möglich, dass Ihre Knochen selbstständig heilen können.

LEICHT UND STABIL. Zwischen 25 und 35 sind unsere Knochen am stabilsten. Bis zu diesem Lebensabschnitt überwiegen die Aufbauvorgänge und die Knochenmasse nimmt stetig zu. Danach reduziert sich die Knochenmasse jährlich um etwa 1,5 Prozent. Insgesamt machen die Knochen nur zwölf Prozent unseres Körpergewichts aus.

Ungefähr bis zum 35. Lebensjahr bleibt die Knochendichte einigermaßen stabil, danach nimmt sie langsam ab. Bei manchen Menschen geschieht dies jedoch schneller als bei anderen. Wenn Sie an einer Osteoporose leiden, dann sind Ihre knochenabbauenden Osteoklasten deutlich aktiver als die knochenaufbauenden Zellen, die Osteoblasten. Der Abbau geht zu schnell, der Knochen baut sich mehr ab als auf und wird langsam porös. Dieses Ungleichgewicht müssen Sie aber keinesfalls schicksalsergeben hinnehmen. Es gibt wirksame Therapien, die den Abbau stoppen.

Eine besondere Rolle bei einer Osteoporose spielen die Röhrenknochen mit ihrer starken äußeren Rindenschicht, die für die Stabilität des Schaftes sorgt. In den Knochenenden liegen schwammartig angeordnete Knochenbälkchen. Diese sogenannte Spongiosa findet sich auch in den Röhrenknochen. Der spezielle Aufbau stützt den Knochen in besonderem Maße, ähnlich wie ein Baukran, der so leicht aussieht, aber sehr stabil ist. Vielleicht haben Sie den Vergleich schon einmal gehört. Die äußeren Teile der Knochenbälkchen sind zwar eher dünn ausgeprägt, sie sind aber stark verzahnt und werden so gefestigt. Leider werden gerade diese Verstrebungen bei einer Osteoporose als Erstes in Mitleidenschaft gezogen. Daher brechen ausgerechnet Oberschenkelhals, die Wirbelkörper, der Oberarmkopf und das Handgelenk häufig.

Die Suche nach den Ursachen

Wahrscheinlich haben Sie eine sogenannte primäre oder idiopathische Osteoporose. Sie ist die häufigste Form. Primär bedeutet, dass keine zugrunde liegende Erkrankung den Knochen schwächt. Manche der Ursachen einer Osteoporose können Sie bis zu einem bestimmten Grad beeinflussen, andere wiederum nicht, zum Beispiel eine genetische Veranlagung für eine geringe Knochendichte. Unstrittig unter Experten und Expertinnen ist, dass sich ein ungesunder Lebenswandel nachteilig auf die Knochenmasse auswirkt. Konkret heißt das: Mangelernährung, zu viel Alkohol und Nikotin können Ihren Knochen schaden. Durch solche Lebensweisen und Gifte bekommen die Knochen einfach gesagt zu wenig Nährstoffe, um sich immer wieder neu aufzubauen. Auf Alkohol und Rauchen sollten Sie daher besser verzichten, mehr dazu ab Seite 129. Ebenfalls problematisch ist eine Unterversorgung mit Vitamin D und Kalzium, da sich dadurch das Bruchrisiko erhöht.

Wahrscheinlich haben Sie schon davon gehört, dass weibliche Sexualhormone eine wichtige Rolle bei Osteoporose spielen. Hier ist vor allem das Hormon Östrogen zu nennen, das mit für den Aufbau von Knochenmasse verantwortlich ist. Zu Beginn der Wechseljahre reduziert sich die Hormonproduktion deutlich, der Knochenabbau geht schneller als der Knochenaufbau und die Knochen werden instabil. Aus diesem Grund betrifft Osteoporose vor allem (aber nicht nur) Frauen ab den Wechseljahren.

Seltener als eine primäre ist eine sekundäre Osteoporose. Was hat es damit auf sich? Sekundär bedeutet in diesem Fall, dass die Osteoporose im Gegensatz zur primären Form durch eine Grunderkrankung oder durch Arzneimittel entstanden ist. Sollte dies auf Sie zutreffen, wird Ihr Arzt oder Ihre Ärztin mit Ihnen ausführlich über die Grunderkrankung sprechen. Die spannende Frage: Kann der sekundäre Typ wieder verschwinden, wenn man die Grunderkrankung behandelt? Die Frage ist schwierig zu beantworten, weil die meisten

SO SIEHT OSTEOPOROSE AUS

Wenn wir älter werden, verlieren wir an Knochenmasse. Bei einer Osteoporose schreitet der Abbau aber zu schnell voran.

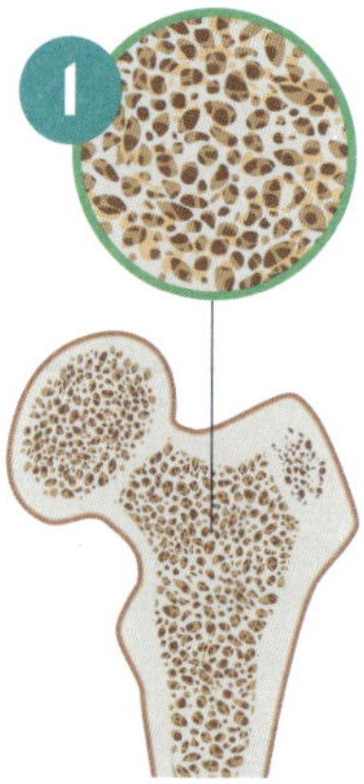

GESUNDER KNOCHEN

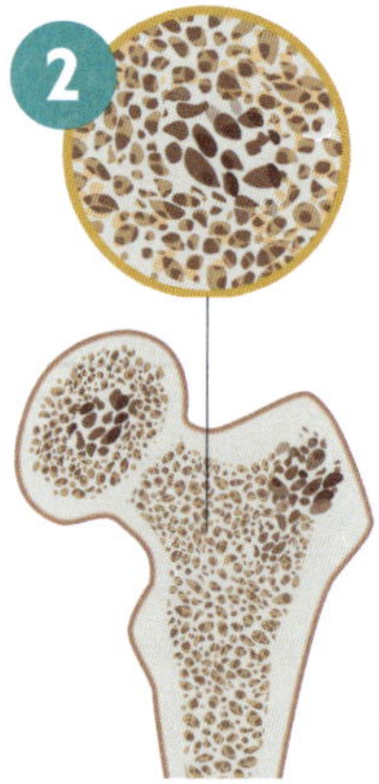

REDUZIERTE KNOCHENMASSE

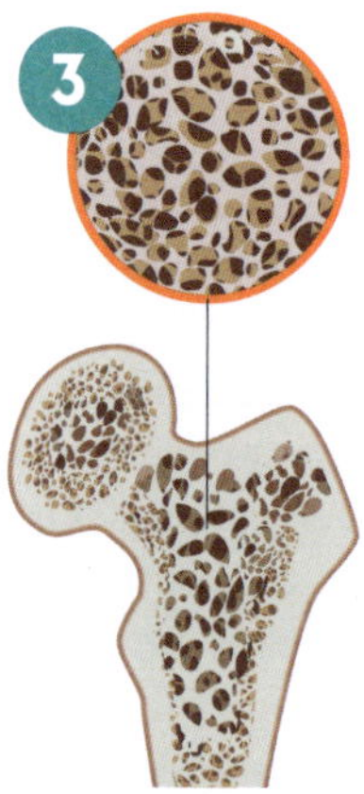

OSTEOPOROSE

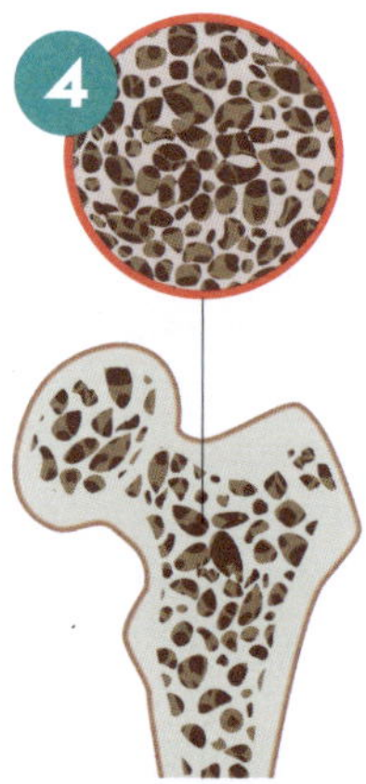

SCHWERE OSTEOPOROSE

dieser Erkrankungen chronisch und nur bedingt heilbar sind. Ziel in der Behandlung der Grunderkrankungen sollte es unbedingt sein, die Medikamente, die die Knochen negativ beeinflussen, zu reduzieren oder wenn möglich wegzulassen. Dann kann sich der Knochen wieder erholen.

Bestimmte Stoffwechselerkrankungen wie Diabetes mellitus (Zuckerkrankheit) und Fehlfunktionen der Schilddrüse können die Erkrankung auslösen, genauso wie chronische Atemwegserkrankungen wie COPD (Chronisch obstruktive Lungenerkrankung) und Asthma. Ein Risiko sind chronisch-entzündliche Darmerkrankungen, weil eine Entzündung den Knochen per se schwächt und auch seine Fähigkeit, wichtige Bestandteile zum Knochenaufbau aufzunehmen. Dann kann zum Beispiel Kalzium schlecht in die Knochen eingebaut werden oder es wird zu viel abgebaut. Bestimmte Medikamente gelten ebenfalls als gefährlich (mehr ab Seite 59). Auch Stress fährt uns möglicherweise in die Knochen, auch wenn das bisher noch nicht durch Studien belegt ist. Doch bei Dauerstress oder starken Belastungen ist der Cortisolspiegel im Blut ständig hoch, sodass die Vermutung naheliegt, dass sich das negativ auf die Knochendichte auswirken könnte.

All die genannten Faktoren fallen noch stärker ins Gewicht, wenn Ihre Knochen keine Reize erhalten, sich immer wieder zu erneuern. Anders gesagt, bei zu wenig Bewegung können Ihre Knochen nicht arbeiten. Dies ist ein wichtiger Faktor, auf den Sie erfreulicherweise Einfluss haben!

JÄHRLICH 56 MILLIARDEN EURO. So hoch sind schätzungsweise die Behandlungskosten für Osteoporose in der Europäischen Union. Von diesen Kosten wird nur ein verschwindend geringer Anteil für die Prävention aufgewandt. Mehr als zwei Drittel der Kosten gehen für die Versorgung von Knochenbrüchen drauf, weitere 30 Prozent für die Nachsorge und Pflege.

Bei Osteoporose gilt also wie bei einem Großteil aller Erkrankungen der gute, alte Spruch: Vorbeugen ist besser als heilen. Aber auch mit einer frühen Diagnose können Sie noch viele Dinge zum Besseren wenden, weil Sie dann frühzeitig mit einer Therapie loslegen können. Zögern Sie daher nicht, auch wenn Sie bisher nur den Verdacht haben, dass mit Ihren Knochen etwas nicht stimmen könnte. Gehen Sie zu einer Osteoporose-Untersuchung.

Knochenbruch? Halb so schlimm!

Oberschenkel und Wirbelkörper brechen am häufigsten. Was Mut macht: Brüche können heutzutage gut behandelt werden.

In diesem Buch soll es darum gehen, wie Sie Ihre Knochen stärken können, um Brüchen vorzubeugen. Sie können viel erreichen! Zugleich gilt aber auch: Wenn Sie von Osteoporose betroffen sind, ist es nicht unwahrscheinlich, dass Sie irgendwann einen Knochenbruch erleiden – oder bereits einen erlitten haben. Wie schon erwähnt, reicht anders als beim gesunden Knochen schon eine geringe Energie aus, damit der Knochen bricht. Daher erfahren Sie in diesem Kapitel das Wichtigste über die bei dieser Erkrankung häufigsten Brüche. Natürlich ist ein Knochenbruch eine sehr unangenehme Angelegenheit. Sie müssen deswegen aber nicht verzweifeln. Vielleicht tröstet es Sie, zu wissen, dass es mittlerweile eine ganze Reihe medizinischer Mittel gibt, um einen Bruch zu heilen. Zwar sind die meisten Brüche recht schmerzhaft, mit Ausnahme bestimmter Wirbelkörperbrüche (siehe Seite 17). Aber das Gute an solchen Schmerzen ist, dass Sie sofort zum Arzt oder in ein Krankenhaus gehen werden und bei der Untersuchung dann die Osteoporose entdeckt wird.

Der übliche Standard, um einen Bruch zu diagnostizieren, ist noch immer das Röntgenbild, mit dem man die Dreidimensionalität des Knochens gut abbilden kann. Ein noch viel genaueres, dreidimensionales Abbild zeigt die Computertomografie (CT), bei der ein Computer viele Röntgenbilder auswertet. Eher selten kommt die Magnetresonanztherapie (MRT) oder auch Kernspintomografie zum Einsatz. Mit ihr lassen sich vor allem die Weichteilstrukturen um den Knochen sauber darstellen. Über Knochen und Brüche könnte man hier noch vieles schreiben. Vermutlich wollen Sie aber keine Expertin für Knochenbrüche werden. Im Folgenden erfahren Sie daher nur die wichtigsten Grundlagen darüber, welche Arten von Brüchen es gibt und wie diese behandelt werden.

Wie Brüche heilen

Damit ein Knochen heilt, wird er ruhiggestellt – oft durch das, was die meisten Laien mit einem Knochenbruch verbinden: den Gips. Aber auch spezielle Schienen oder operative Verfahren können zum Einsatz kommen. Die Ruhigstellung von Knochenbrüchen hat zwei Ziele. Zum einen soll die Fixierung vermeiden, dass sich die Knochen verschieben, und zum anderen sollen die beiden Bruchenden möglichst nah aneinander liegen, um eine schnellere Heilung zu ermöglichen. Ein Bruch kann auf zwei unterschiedliche Arten heilen.

1 **DIREKTE HEILUNG:** Am schnellsten geht die direkte Knochenbruchheilung. Sie ist möglich, wenn die beiden Knochenenden sehr nah beieinander liegen oder die beiden Bruchstücke durch eine Operation perfekt aneinander fixiert worden sind. Wenn die beiden Knochenenden direkten Kontakt haben, kann das Knochengewebe von einem Ende in das andere Element hineinwachsen. Die Heilung vollzieht sich dann von beiden Richtungen her. Ist der Spalt zwischen den Bruchenden nur wenige Millimeter breit, kann eine Knochenheilung auch über die Knochenhäute entstehen.

2 **INDIREKTE HEILUNG:** Bei der indirekten Knochenheilung ist der Bruchspalt größer. Die Wundheilung können Sie sich hier so ähnlich vorstellen wie nach einem Schnitt in den Finger. Zuerst bildet sich ein Bluterguss, der nicht nur aus herkömmlichem Blut besteht, sondern auch aus Zellen, die aus dem Knochenmark in das umliegende Gewebe eindringen. Um die Bruchstelle herum wird zerstörtes Knochengewebe ab- und weiches Narbengewebe aufgebaut. Mit der Zeit wird der Bruchspalt von außen nach innen mit neuem Knochengewebe ausgefüllt. Beim gesunden Knochen dauert dieser Prozess circa sechs Wochen. Bei einer Osteoporose kann es noch länger dauern. Im ungünstigsten Fall heilt der Knochen überhaupt nicht. Es entsteht dann ein sogenanntes Falschgelenk, weil der Knorpel, der die Bruchenden verbindet, nicht zu Knochen umgebaut werden kann.

Der Heilungsprozess hat es schwer, wenn die Knochen „falsch“ liegen oder die beiden Knochenstücke zu weit voneinander entfernt sind. Außerdem kann der Knochen nicht mehr wie gewohnt seine Arbeit verrichten. Besonders wenn Arme oder Beine gebrochen sind, sollten unbedingt die Länge, die Achse und die Ausrichtung (Rotation) wiederhergestellt oder erhalten werden. Das geschieht durch einen Gips, eine Kunststoffschiene oder die Fixierung von innen mittels einer Operation. Weil sich eine Osteoporose besonders an den schwammartigen, gelenknahen Knochen austobt, ist es sehr wichtig, dass die Gelenkoberflächen spiegelglatt zueinander passen. Ansonsten entwickelt sich mit der Zeit ein massiver Gelenkverschleiß. Es braucht nicht viel Fantasie, um sich vorzustellen, welche Folgen dies für das Gelenk hat. Aber nicht nur die Bruchform entscheidet über die Therapie, sondern auch die Frage, welcher Knochen gebrochen ist. Um die Hüfte herum lässt sich ja zum Beispiel nur schwer eine äußere Schiene legen. Eine Operation ist daher bei schwierigen Brüchen oft die beste Lösung. Außerdem können Sie nach einer Operation meistens gleich eine kleine Strecke laufen. Und Sie kommen schnell in eine Reha-Maßnahme, wo Sie Ihre Muskeln wieder aufbauen können.

SO IST DAS PASSIERT. Früher ging man davon aus, dass vor allem dann ein Osteoporoseverdacht besteht, wenn ein Knochen schon bei geringer Krafteinwirkung gebrochen ist. Nach den aktuellen Leitlinien gilt aber, dass ab einem Alter von 50 nach jedem Bruch eine Knochendichtemessung durchgeführt werden sollte. Ausnahmen sind lediglich Brüche von Zehen, Fingern oder des Schädels sowie Brüche nach immenser Krafteinwirkung, etwa bei einem Autounfall oder Sturz aus großer Höhe.

Oberschenkelhals

Kommen wir nun zu den Brüchen, die typischerweise bei Osteoporose-Betroffenen auftreten. An erster Stelle steht hier der Oberschenkelhals-Bruch, quasi ein Klassiker. Vermutlich kennen Sie jemanden aus Ihrem Bekannten- oder Freundeskreis, der schon einmal einen Oberschenkelhalsbruch erlitten hat. Das ist keine Überraschung, solche Brüche gehörten bereits 2007 zu den häufigsten Knochenbrüchen in Deutschland. Pro 100 000 Einwohner waren 143 Menschen betroffen. Schätzungen zufolge werden wir 2030 aufgrund der demografischen Entwicklung einen Anstieg um 51 Prozent erfahren. Im Jahr 2050 soll der Anstieg sogar 125 Prozent im Vergleich zu

2007 betragen. Während ein Wirbelkörper aus heiterem Himmel brechen kann, bricht der Oberschenkelhals in der Regel nach einem Sturz. Um einen solchen Bruch sicher zu diagnostizieren, reichen oft zwei Röntgenbilder aus: eine Vorderansicht vom Becken und, wenn möglich, von der Hüfte mit abgespreiztem Bein. Das Hüftgelenk ist ja als Kugelgelenk sehr stabil gebaut, so kann sich der Oberschenkel in alle Richtungen bewegen. Wenn Sie daher einen solchen Bruch erfahren, verspüren Sie schnell starke Schmerzen in der Hüfte. Gehen ist dann in den meisten Fällen nicht mehr möglich. Jetzt hilft nur noch eine Operation. Hier gibt es zwei Techniken. Bei der einen wird das gesamte Hüftgelenk durch ein künstliches ersetzt, bei der anderen setzt man einen Nagel in den Knochen ein. Ziel beider Therapien ist die sofortige Vollbelastung. Sie dürfen also noch am Tag der Operation oder am Folgetag mit dem gesamten Körpergewicht auf das Bein auftreten. Das ist die Voraussetzung, dass Sie – natürlich zusammen mit eine Reha-Maßnahme – schnell wieder mobil werden. Bei schwachen Knochen und auch bei älteren Menschen mit mehreren Erkrankungen können jedoch körperliche Einschränkungen zurückbleiben, wenn die Therapie nicht so erfolgt wie gerade beschrieben. Es besteht zum Beispiel die Gefahr, dass man nach einem Bruch eine Gehhilfe braucht. Immerhin, das Risiko solcher unerfreulichen Folgen ist in den vergangenen Jahren erheblich gesunken. Denn Krankenhäuser in Deutschland sind jetzt gesetzlich verpflichtet, Oberschenkelhalsbrüche innerhalb von 24 Stunden nach Einlieferung in die Klinik zu versorgen. Wenn sie dieses Ziel verfehlen, dürfen sie keine solchen Behandlungen mehr durchführen.

Körpernaher Oberarm

Der Oberarm bricht genau wie der Oberschenkel am häufigsten im oberen Teil des Knochens, also körpernah. Das Bauprinzip des Oberarms erfordert aber eine andere Therapie als beim Oberschenkel. Im Gegensatz zur Hüfte geht es beim Oberarm mehr um die Beweglichkeit, nicht so sehr um die Stabilität, weil die Muskeln das Gelenk beweglich halten. Oft brauchen Sie daher keine Operation, wenn der Bruch nur wenig verschoben ist, nicht zu viele Teile gebrochen sind und Sie die Schmerzen mit Schmerzmitteln ertragen können. Für eine kurze Zeit müssen Sie eine Armschlinge tragen, die das Gelenk ruhigstellt und Schmerzen lindert. Mit einer Bewegungs- oder Physiotherapie versuchen Sie dann, den Arm beweglich zu halten. Es ist wichtig, den Bruch nicht zu „verschieben". Allzu viele Bewegungen können Sie daher mit Ihrem Arm nicht machen. Sie sollten zum Beispiel das Schultergelenk nur ganz schwach rotieren lassen und auch den Arm nicht abspreizen. Ansonsten zieht der Muskelzug die einzelnen Bruchteile in der Schulter auseinander. Die gute Nachricht: Wenigstens ist es – auch gleich nach dem Bruch – möglich, den Ellenbogen zu strecken und zu beugen und die Hand frei zu bewegen.

Operiert wird nur, wenn diese konservative Therapie erfolglos ist oder die Schmerzen zu groß sind. Bei einer bestimmten Operationstechnik muss das OP-Team jedoch aufpassen. Nämlich dann, wenn der Knochen mit einem Nagel oder mit Platten wieder gerichtet wird. Dabei kann es passieren, dass man den gebrochenen Oberarmkopf von der Durchblutung abtrennt. Der Arm lässt sich dann nicht mehr gut bewegen. Ein künstliches Schultergelenk ist daher oft die beste aller operativen Therapieoptionen. Dafür spricht auch, dass mit zunehmendem Alter die stabilisierenden Muskeln schwächer werden. Mit der künstlichen Schulter können Sie dagegen ohne Weiteres auch die außen liegende Muskulatur, den großen Kappenmuskel, benutzen, um den Arm nach oben zu heben. Auch die Schulter insgesamt lässt sich leichter bewegen. Schnell gehen muss es, wenn Sie bereits einen Stock oder eine andere Gehhilfe nutzen und dann genau der Oberarm bricht, auf den Sie sich aufstützen. Die sicherste Lösung ist hier eine mit Zement verankerte Endoprothese, also ein im Körper eingesetztes künstliches Gelenk. Damit können Sie Ihren Arm schnell wieder bewegen.

Weitere typische Brüche

Brüche der Rippen treten relativ häufig auf. Sie verursachen erhebliche Schmerzen und erschweren auch das Atmen. Mit Atemübungen (zum Beispiel denen auf Seite 20) vermeiden Sie Atemwegsinfekte oder Lungenentzündungen. Schwierig sind Brüche der Speiche, also des außen liegenden Knochens des Unterarms. Bei jüngeren Menschen kann ein solcher Bruch ein erstes Anzeichen für ein frühes Stadium der Erkrankung sein, wenn sie dabei nach vorn auf den ausgestreckten Arm fallen. Nahezu jeder Bruch der Speiche sollte daher auf Osteoporose überprüft werden. Wenn die Gelenkfläche nicht verletzt ist, bekommen Sie eine Schiene angelegt und später eine feste Bandage, nachdem die Schwellung abgeklungen ist. Bei einem mehrteiligen Bruch sollte die Speiche allerdings durch eine Operation stabilisiert werden, meistens geschieht das mit einer Metallplatte. Sie hat zwei Vorteile: Die zerstörte Gelenkfläche wird präzise wiederhergestellt und Sie können normalerweise sofort nach der Operation das Handgelenk bewegen. Die Frage, ob das Implantat nach dem Ausheilen wieder entfernt werden muss – also noch einmal operieren –, lässt sich mit einem klaren Nein beantworten. Ausgenommen natürlich, wenn Sie nach der Ausheilung des Bruches noch Beschwerden wegen des Implantats haben. Ansonsten gilt: Die schönste Operation ist die, die sich vermeiden lässt.

Bei allen bisher genannten Brüchen wird manchmal noch das Kreuzbein, der Übergang zwischen Becken und Wirbelsäule, geschädigt. Häufig übersehen Ärzte diese Verletzung und Sie erleiden völlig unnötige Rückenschmerzen, bis endlich die korrekte Diagnose gestellt wird. Fragen Sie daher aktiv nach, wenn Ihr Arzt es unterlässt, das Kreuzbein zu untersuchen. Mit der richtigen Therapie sollte der Bruch heilen. Wenn er nicht heilt, hilft eine schonende Operationsform, die „innere" Schienung. Hier arbeitet man mit kleinen Schrauben, die über nur wenige Zentimeter große Schnitte am Gesäß eingesetzt werden. Die Schrauben üben Druck auf die Bruchenden aus, die sich so leichter miteinander verbinden. Diese Operation kann zum einen die Schmerzen lindern und hilft zum anderen, sich bald wieder normal im Alltag bewegen zu können.

Warum Sie besonders auf Ihre Wirbelkörper achten sollten

Es gibt Brüche, die sind tückisch und gemein. Dazu gehören Wirbelkörperbrüche, die Ihnen zunächst keine Schmerzen bereiten. Jährlich erleiden in Deutschland fast 400 000 Menschen einen solchen Bruch. Weil Rückenschmerzen so häufig sind und nicht jeder Bruch akute Schmerzen macht, werden ungefähr zwei Drittel dieser Brüche nicht erkannt und nicht rechtzeitig behandelt. Leider sind gerade solche Brüche im ersten Jahr nach dem Bruch ein immenser Risikofaktor für einen zweiten Bruch. Auch heutzutage können Sie noch ältere Frauen mit dem typischen Rundrücken sehen, das Ergebnis vieler gebrochener Wirbelkörper. Die Wirbelkörper, die ursprünglich viereckig waren, sind vorn eingebrochen und eher dreieckig geworden. Schwache Rückenmuskeln verstärken den Rundrücken noch. Diese Fehlhaltung ist der Grund, warum sich der Körperschwerpunkt nach vorn verlagert. Ein sicheres Gehen fällt nicht mehr so leicht wie früher. Außerdem drückt der Körper dann auf Lunge und Verdauungsorgane, was die Funktionsfähigkeit dieser Organe beeinträchtigen kann. Auf Seite 159 erfahren Sie mehr darüber, welche Bewegungen zu Wirbelkörperbrüchen führen können und worauf Sie im Alltag achten sollten.

Glück im Unglück: Bei der Mehrzahl solcher Wirbelkörperfrakturen, etwa 85 Prozent, handelt es sich um stabile Frakturen. Sie werden noch durch intakte Bänder gehalten, welche die Wirbelkörper vorn und hinten miteinander verbinden. Auch trägt der Nervenkanal so gut wie nie einen Schaden davon. Bei einer stabilen Fraktur brauchen Sie daher keine Operation. Nach sechs Wochen (in Ausnahmefällen früher, etwa bei rumpfstabilisierender lordosierender Krankengymnastik) können Sie mit einer Physiotherapie beginnen. Damit stärken Sie die aufrichtenden und haltenden Muskeln des Rumpfs, sodass die Wirbelkörper nicht weiter zusammensacken. Die Devise „Aufrichten und stabilisieren" ist hier Trumpf. Zum einen muss die Muskulatur trainiert werden, die den Rücken nach hinten bewegt. Zum anderen müssen die Muskeln nah an der Wirbelsäule und die Muskulatur am gesamten Rumpf aufgebaut werden. Wichtig ist auch das Training der Bauchmuskulatur. Zwischen den Therapieeinheiten können Sie Bandagen tragen. Leider ist eine solche Therapie recht schmerzhaft. Aber keine Angst, Sie müssen die Schmerzen nicht stumm ertragen, sondern erhalten eine professionelle Schmerztherapie. In der Physiotherapie sollten Sie sich auch Übungen zeigen lassen, die Sie selbstständig zu Hause machen. Üben Sie regelmäßig. Das können auch einfache Übungen sein wie der Einbeinstand beim Zähneputzen, während man sich am Waschbecken festhält. Lassen Sie regelmäßig von Ihrem Therapeuten überprüfen, ob Sie die Übungen richtig ausführen. Sie brauchen keine aufwendige Ausrüstung, oft reicht schon eine gute Matte.

Manchmal ist es notwendig, eine Orthese zu tragen, obwohl sie eigentlich kontraproduktiv ist. Orthesen entlasten ja die Muskulatur und bewirken damit das Gegenteil dessen, was Sie durch eine Physiotherapie erreichen wollen. Eine Orthese muss je nach Lage und Art des Schmerzes sorgfältig ausgewählt werden. Wenn die Schmerzen zum Beispiel von einem Hohlkreuz herrühren, sind dafür hauptsächlich die hinten liegenden kleinen Wirbelgelenke verantwortlich.

Bei Wirbelbrüchen ist Physiotherapie zwar in den meisten Fällen die beste Therapie. In der Praxis ist es aber leider oft nicht so einfach, sie auch zu erhalten. Niedergelassene Ärzte sind nämlich verpflichtet, zunächst sogenannte Hilfsmittel wie Orthesen zu verschreiben. Erst wenn Orthesen über längere Zeit nicht helfen, kann ein Heilmittel, also Physiotherapie, verordnet werden. Doch es gibt Möglichkeiten, diese Reihenfolge umzudrehen. Sprechen Sie darüber mit Ihren behandelnden Ärzten.

Im Vergleich zu stabilen Brüchen sind instabile Brüche das größere Problem. Am häufigsten brechen die Wirbelkörper im Übergang von der starren Brustwirbelsäule zur Lendenwirbelsäule, entweder der letzte Brustwirbel oder der erste Lendenwirbelkörper. Das ist kein Zufall, denn an dieser Stelle bewegen wir uns sehr oft nach vorn und nach hinten. Die starre Brustwirbelsäule wirkt wie ein langer Hebelarm, sodass die höchste Krafteinwirkung genau hier liegt. Bei einem solchen Bruch muss häufig operiert werden. Es gibt hier zwei verschiedene Techniken. Zum einen die sogenannte Ballonkyphoplastie, mit der gute Frühergebnisse in der Behandlung frischer instabiler Wirbelkörperfrakturen erreicht werden.

GANZ KLEINE SCHNITTE. Bei dieser Methode führt das OP-Team zwei katheterähnliche Schläuche in den Wirbelkörper ein. Die Schläuche werden mit Flüssigkeit aufgefüllt, so verformen sich die meist dreieckigen Wirbelkörper nach und nach wieder zu Vierecken. Danach spritzen die Operateure eine zementartige Masse in die Hohlräume, die durch die Ballons entstanden ist. Bis zum Ende der Operation ist die Masse hart geworden.

Die Operation reduziert zunächst die Schmerzen. Wichtig ist, dass Sie gleich danach mit Physiotherapie beginnen, da wegen der großen Härte des versorgten Wirbelkörpers auch Nachbarwirbel brechen können. Ist die Knochenhaut des Wirbelkörpers zu stark zerstört, kommt eine andere Methode zum Einsatz. Dabei wird in den Wirbelkörper ein Metallkonstrukt aus Schrauben eingebaut, die mit Stäben untereinander verbunden sind. Mit diesem Verfahren lässt sich die Wirbelsäule wieder sehr gut aufrichten. Das „Metallgerüst" wirkt wie eine Art inneres Korsett und der gebrochene Wirbelkörper kann unter seinem Schutz in Ruhe heilen. Heilt der Bruch komplett aus, kann nach einem halben Jahr das Konstrukt wieder entfernt werden.

MIT DEM ATEM SCHMERZEN LINDERN

Atemübungen helfen gegen Schmerzen. Weitere Vorteile: Sie sind einfach und fast überall und jederzeit anwendbar.

DIE LIPPENBREMSE

Legen Sie die Hände direkt unterhalb der Rippen auf den Bauch, atmen Sie dann durch die Nase in den Bauch ein. Atmen Sie langsam durch den Mund wieder aus, dann wieder durch die Nase ein. Drücken Sie nun Ihre Lippen leicht aufeinander, sodass ein schmaler Spalt entsteht. Jetzt atmen Sie langsam gegen Ihre halb geschlossenen Lippen aus. Mehrmals wiederholen.

IN DIE HAND ATMEN

Legen Sie Ihre Hand auf die seitlichen Rippenbögen. Atmen Sie tief durch die Nase in Richtung Ihrer Hände ein. Spüren Sie, wie sich Ihre Rippen unter den Händen bewegen. Machen Sie auf diese Weise 8 bis 10 Atemzüge, dann 30 Sekunden Pause. Dann wiederholen Sie die Übung auf der anderen Seite, wieder 8 bis 10 Atemzüge mit 30 Sekunden Pause.

DIE BLASEBALG-ATMUNG

Die Blasebalg-Atmung ist eine yogische Atemübung und wird auch als Bhastrika-Atmung bezeichnet. Setzen Sie sich dazu aufrecht hin, legen Sie die Hände auf die Rippen oder den Bauch und atmen Sie dann in einem kräftigen Stoß aus und dann langsam und kräftig wieder ein. Mehrmals wiederholen, Ein- und Ausatmung sollten möglichst gleich lang sein.

DAS SCHÄDELLEUCHTEN

Diese Übung ist eine sanftere Variante der Blasebalg-Atmung und daher die bessere Alternative, wenn Sie sich nicht so fit fühlen. Der Unterschied: Hierbei wird ausschließlich beim Ausatmen die Luft kräftig, am besten durch die Nasenlöcher, ausgestoßen, während das Einatmen ganz natürlich und entspannt erfolgt.

Stark gegen Schmerzen

Schmerz lass nach! In den heutigen Zeiten ist die Medizin glücklicherweise in der Lage, Menschen von ihren Schmerzen entweder ganz zu befreien oder diese zumindest deutlich zu lindern. Der modernen Schmerztherapie steht hier eine große Bandbreite von Mitteln zur Verfügung. Infrage kommen sowohl Medikamente als auch sogenannte physikalische Maßnahmen, also zum Beispiel Physiotherapie, Atemübungen und Massagen, aber auch psychologische Verfahren wie Entspannungsübungen. Entzündungshemmende Medikamente wie Diclofenac oder Ibuprofen sind bei Knochenschmerzen wegen ihrer guten Wirksamkeit oft die erste Wahl. Beide haben jedoch Nebenwirkungen auf den Verdauungstrakt, sodass Sie diese Medikamente nicht langfristig einnehmen sollten.

VORSICHT AB DEM 70. LEBENSJAHR. Im höheren Lebensalter arbeiten die Nieren nicht mehr so gut wie in jüngeren Jahren. Nimmt man in dieser Lebensphase für längere Zeit Diclofenac, Ibuprofen oder ähnliche Medikamente ein, kann die Funktion der Organe erheblich gestört werden. Im schlimmsten Fall droht eine Dialyse.

Sogenannte nichtsteroidale Antirheumatika, dazu gehören Diclofenac und Ibuprofen, reichen bei sehr starken Schmerzen oftmals nicht aus. In diesen Fällen kann ein Medikament namens Metamizol helfen. Es kann vorkommen, dass Sie sich nach der Einnahme von Metamizol müde fühlen. Das liegt daran, dass das Medikament den Blutdruck senkt. Generell vertragen aber gerade Menschen im fortgeschrittenen Lebensalter das Medikament recht gut. Außerdem hat es wenig Nebenwirkungen. Der einzige Nachteil ist, dass Sie sich regelmäßig Blut abnehmen lassen müssen, um Veränderungen des Blutbildes früh zu erkennen. In ganz seltenen Fällen kann Metamizol nämlich die weißen Blutkörperchen angreifen. In diesem Fall muss das Medikament abgesetzt werden. Hilft auch Metamizol nicht, wird Ihre Ärztin oder Ihr Arzt unter Umständen zu einem Opioid raten, wie zum Beispiel Tramadol, Morphin oder Oxycodon. Sie sind zwar alle sehr wirksam, haben aber erhebliche Nebenwirkungen und können abhängig machen. Weil sie das zentrale Nervensystem, also das Gehirn, beeinflussen, kommt es häufiger zu Schwindel, Gangunsicherheit und zu Stürzen. Wägen Sie zusammen mit Ihren behandelnden Ärzten sorgfältig das Für und Wider solcher Medikamente ab. Vielleicht ist eine Operation der bessere Weg für Sie. In jedem Fall sollten Sie Medikamente nie auf eigene Faust einnehmen oder absetzen, sondern alles mit Ihrem Arzt oder Ihrer Ärztin abstimmen.

Auch sanfte Mittel helfen

Mit einigen Methoden können Sie auch ohne Medikamente Ihre Schmerzen etwas lindern. Bei akuten Beschwerden hilft häufig Kälte, weil sich dann die Blutgefäße zusammenziehen, wodurch der Bluterguss und die Schwellung schrumpfen. Bei chronischen Beschwerden greifen Sie besser zur Wärmetherapie. Wärme entspannt bekanntlich Muskeln, was wiederum Schmerzen reduziert. Gleichzeitig werden Muskeln besser durchblutet. Manchmal hilft es auch, den Körper in eine andere Stellung zu bringen. Sie können sich auf den Rücken legen und die Unterschenkel mit Kissen abstützen, um die Lendenwirbelsäule zu entlasten. Die Polsterung bauen Sie so auf, dass Kniegelenke und die Hüftgelenke ungefähr in einem rechten Winkel gebeugt sind. Um die Brustwirbelsäule zu entlasten, können Sie beide Schultern hochlagern.

SO WIRD DER RÜCKEN SCHMERZFREI. Nehmen Sie den Vierfüßlerstand ein. Ihre Knie und die Handinnenflächen liegen auf einer Matte. Heben Sie so weit es geht das rechte Bein und den linken Arm vom Boden ab. Halten Sie die Stellung, wenn möglich 20 Sekunden lang. Nach einer kurzen Pause wiederholen Sie diese Übung mit dem linken Bein und dem rechten Arm. Fünf Wiederholungen sind ideal.

Ein Geheimmittel gegen Schmerzen sind Atemübungen wie die auf Seite 20. Denn wer unter Schmerzen und verkrampften Muskeln leidet oder zu lange das Bett gehütet hat, dem fällt das Atmen schwerer, was auch Schmerzen verstärken kann. Generell gilt: Alle Atemübungen sollten Sie langsam durchführen. Wenn Sie zu intensiv und schnell atmen, verändern sich die Blutgase und es wird einem schwindelig. Stoppen Sie dann sofort die Übung. In extremen Fällen atmen Sie kurz in eine Plastiktüte ein und aus, um den Atem wieder zu regulieren.

Lassen Sie sich durchchecken!

Ist noch nicht sicher, ob Sie Osteoporose haben oder wie schwer die Erkrankung ausgeprägt ist? So erhalten Sie Klarheit.

Knochen brechen bekanntlich in vielen Fällen. Häufig hat der Bruch nichts mit Osteoporose zu tun, vor allem bei Frauen vor der Menopause oder allgemein bei Menschen unter 50. Misstrauisch sollten Sie werden, wenn Sie sich ohne äußeren Anlass etwas brechen oder wenn keine oder nur eine geringe Kraft auf den Knochen eingewirkt hat. Sprechen Sie Ihre behandelnden Ärzte auf Ihren Verdacht einer Osteoporose an, falls diese nicht von sich aus aktiv werden.

Wie schon erwähnt, gibt es außerdem einige Faktoren, die das Risiko für die Krankheit erhöhen. Die Checkliste auf Seite 27 enthält eine Auswahl der häufigsten Risikofaktoren und gibt Ihnen eine erste Orientierung, wie hoch Ihr Osteoporose-Risiko ist. Bringen Sie Ihre Antworten mit zum Hausarzttermin und klären Sie zusammen mit Ihrer Ärztin oder Ihrem Arzt, ob eine genaue Untersuchung notwendig ist. Er oder sie wird Sie dann, wenn nötig, zu Spezialisten für Osteoporose überweisen. Dort können Sie ein ausführliches Gespräch führen und sich alles erklären lassen. Sie werden körperlich untersucht, danach folgt eine Knochendichtemessung und eine Blutuntersuchung, um Mangelzustände oder andere Erkrankungen als Ursache für den Knochenschwund herauszufiltern. Möglich sind auch Röntgenaufnahmen von der Wirbelsäule, um nicht schmerzhafte Knochenbrüche zu entdecken. In bestimmten Fällen kommt außerdem die Computertomografie zum Einsatz, zum Beispiel wenn ein vermeintlicher Bruch in den normalen Röntgenaufnahmen nicht sicher ausgeschlossen werden kann. Aus den Ergebnissen der Untersuchungen lässt sich Ihr persönliches Risiko für einen Knochenbruch ermitteln und die Diagnose stellen. Wie Sie bereits wissen, gilt: Je früher Sie die Diagnose bekommen, desto besser können sie behandelt werden.

Generell lässt sich sagen: Ab einer bestimmten Altersstufe steigt das Risiko für Knochenbrüche an. Dann ist es in jedem Fall sinnvoll, sich auf Osteoporose untersuchen zu lassen. Die Altersschwelle liegt bei 70 Jahren, ab da wird die Abklärung empfohlen.

Die Knochendichtemessung

Wie schon der Name verrät, wird mit dieser Methode die Knochendichte geprüft und nicht die Knochenqualität. Gemessen wird die Anzahl der Verstrebungen in den schwammartigen Knochen. Das macht man entweder mit einer dreidimensionalen Röntgenuntersuchung (Computertomografie) oder mit der sogenannten DXA-Messung (Doppel-Energie-Röntgen-Absorbtiometrie), die in Deutschland als Standardverfahren gilt. Eine sehr geringe Röntgenstrahlung dient bei diesem Verfahren als Leuchtquelle. In einer Praxis für Radiologie oder im Krankenhaus misst man, wie viel von dieser Strahlung nach dem Durchtritt durch den Knochen auf einer Messplatte noch ankommt. Wenig Strahlung spricht für einen sehr dichten, also mit vielen Verstrebungen ausgestatteten Knochen. Bei viel Strahlung ist es genau umgekehrt, hier ist die Knochendichte eher gering. Es kann jedoch sein, dass es zwar viele, aber trotzdem brüchige Verstrebungen gibt. Ähnlich wie bei einem Baukran, wo Sie viele kleine Verbindungsteile zwischen den vier Hauptstreben erkennen können. Von weitem sehen diese alle wie neu aus. Treten Sie dann näher an den Kran heran, sehen Sie, dass die kleinen Verbindungen verrostet sind, weil der Kran schlecht gewartet wurde. Die Aussagekraft der Knochendichtemessung hat also Grenzen. Dennoch ist sie ein wichtiger Baustein der Diagnostik.

Die Untersuchung beginnt mit einer Einstellung des Gerätes auf Ihr Alter, Ihr Körpergewicht, Ihre Größe und Ihre Ethnizität. Anschließend müssen Sie metallhaltige Gegenstände wie Schlüssel, Brillen und Schmuck ablegen und auf einer Liege Platz nehmen. Ihre Kleidung können Sie während der gesamten Untersuchung anlassen, außer Kleidungsstücken mit Reißverschlüssen oder metallenen Befestigungen. Insgesamt dauert die Untersuchung nicht lange, in der Regel weit weniger als 20 Minuten. Der große Vorteil der DXA-Messung ist die geringe Strahlenbelastung und die hohe Genauigkeit. Die Strahlenbelastung liegt meist unterhalb der natürlichen Strahlendosis, das heißt, sie liegt normalerweise unter der Strahlendosis, der wir an einem Tag ausgesetzt sind. Eine normale Untersuchung mit Röntgenstrahlung, zum Beispiel der unteren Wirbelsäule, hat eine ungefähr 200-fach größere Strahlenbelastung zur Folge. Trotzdem: Auch bei der DXA-Messung wird mit Röntgenstrahlung gearbeitet. Daher sollte sie nicht leichtfertig verwandt werden.

Die Messwerte an sich würden aber wenig nützen, wenn man nicht weiß, ob die Knochendichte im Vergleich zu gesunden Menschen verringert ist. Ausgangspunkt sind die Werte von gesunden Menschen, die zwischen 25 und 35 Jahre alt sind.

IMMER DIE GLEICHEN KNOCHEN. Es ist sehr wichtig, dass die Messwerte vergleichbar sind. Um die Vergleichbarkeit sicherzustellen, haben sich die deutschen Fachgesellschaften in Ihren Leitlinien darauf geeinigt, die körpernahen Oberschenkel auf beiden Seiten und die Lendenwirbelsäule zu untersuchen.

Wenn Sie das Ergebnis Ihrer Knochendichtemessung in den Händen halten, schauen Sie auf ein Koordinatensystem mit einem grünen, gelben und roten Band, in dem Ihre Messwerte eingetragen sind. Liegt der Wert mit einem sogenannten T-Wert ab –2,5, befindet er sich im roten Band. Dann kann eine Osteoporose vorliegen. Liegt er im gelben Band, spricht man von Osteopenie, der Vorstufe der Erkrankung. Die Weltgesundheitsorganisation WHO definiert Osteoporose ausschließlich anhand der DXA-Messung bei einem T-Wert von –2,5 oder kleiner. Eine Osteopenie liegt zwischen einem T –1,0 und –2,5. Der Normalbereich liegt bei Werten größer als –1.

Eine Knochendichtemessung kann nicht mit Sicherheit bestimmen, wie hoch die Wahrscheinlichkeit eines Bruches ist und ob tatsächlich eine Osteoporose vorliegt. Das ist der Grund, warum die Krankenkassen die Kosten dieser Messung normalerweise nicht übernehmen. Unter bestimmten Voraussetzungen müssen Sie aber nicht selbst zahlen, zum Beispiel wenn Sie einen der für Osteoporose typischen Brüche erlitten haben, weil Sie dann als Risikopatientin gelten. Auch dann, wenn eine medikamentöse Therapie geplant ist, kann eine Knochendichtemessung als Kassenleistung in Anspruch genommen werden. Viele Arztpraxen bieten die Leistung aber nur als sogenannte IGeL-Leistung an. Das Wort steht für individuelle Gesundheits-Leistung, was bedeutet, dass Sie die Untersuchung selbst zahlen müssen. Sie kostet in der Regel etwa 50 Euro. Haben Sie aber einen Anspruch auf eine DXA-Messung, ist Ihre nächste

Aufgabe, ein Gerät zu finden, das bei der kassenärztlichen Vereinigung Ihres jeweiligen Bundeslandes angemeldet ist. Die meisten Praxen, die eine Knochendichtemessung anbieten, haben ihre Geräte aus finanziellen Gründen nicht angemeldet. Krankenkassen zahlen für die Untersuchung nämlich nur etwa ein Drittel der Summe, die Ärzte verdienen, wenn sie eine IGeL-Leistung abrechnen. Informieren Sie sich daher über die kassenärztliche Vereinigung oder über Ihren Hausarzt, welche Geräte in Ihrem Ort zugelassen sind.

Sollte man immer wieder eine DXA-Messung machen? Im Prinzip lautet die Antwort: Ja. Wichtig ist, dass die regelmäßigen Messungen immer an dem gleichen Gerät stattfinden, damit die Vergleichbarkeit möglichst hoch ist. Andere Verfahren zur Bestimmung der Knochenfestigkeit haben sich in der Praxis nicht durchgesetzt. So hat man zum Beispiel in den vergangenen Jahrzehnten die Knochendichte auch mittels Ultraschalles an der Ferse gemessen. Eigentlich eine praktische Methode. Ultraschallgeräte sind strahlungsfrei und die Kosten halten sich im Rahmen. Allerdings zeigten verschiedene Geräte bei der gleichen Person unterschiedliche Messergebnisse. Auch der Grad der Schwellung an der Ferse beeinflusste die Ergebnisse. So lässt sich das Risiko nicht standardisiert angeben. Steht allerdings keine DXA-Messung zur Verfügung, ist der Ultraschall nach wie vor eine gute Alternative.

Ab ins Labor

Ihre Blutprobe wird in ein Labor versandt, um dort untersucht zu werden. Der Fachausdruck für diese Art der Diagnostik heißt Osteologisches Basislabor. Das hört sich sehr gewichtig an, eigentlich braucht man für die Messungen aber nur zwei Röhrchen, ein Serum- und ein Initialröhrchen fürs Blutbild. Bei der Labordiagnostik geht es auch darum, Krankheiten aufzudecken, die eine andere Art von Therapie brauchen. Zum Beispiel solche, die eine sekundäre Osteoporose hervorrufen oder auch andere Knochenkrankheiten. Solche Osteopathien, wie sie auch genannt werden, können zum Beispiel die Folge eines schweren Vitamin-D-Mangels sein, es gibt aber noch viele andere mögliche Ursachen. Eine niedrige Knochendichte gehört zum Krankheitsbild, im Labor findet man dann typischerweise eher niedriges Kalzium oder erhöhte Knochenenzyme (alkalische Phosphatase). So weisen zum Beispiel erhöhte Werte von

EIN SCHNELLER RISIKO-CHECK

Je mehr dieser Fragen Sie mit Ja beantworten, desto wichtiger ist es, dem Osteoporose-Verdacht zeitnah nachzugehen.

	JA	NEIN
Sind Sie älter als 70?	○	○
Haben Sie Untergewicht?	○	○
Haben Sie im Laufe der Jahre an Körpergröße abgenommen?	○	○
Benötigen Sie eine Gehhilfe?	○	○
Rauchen Sie (zehn oder mehr Zigaretten täglich)?	○	○
Sind Sie in den letzten zwölf Monaten mehr als einmal gestürzt (ohne äußeren Anlass)?	○	○
Hatten Sie nach dem 50. Lebensjahr einen Knochenbruch (Arm, Fuß, Bein, Rippen, Becken)?	○	○
Hatten Sie einen Wirbelkörperbruch?	○	○
Hat sich Ihre Mutter oder Ihr Vater den Oberschenkelhals gebrochen?	○	○
Leiden Sie an folgenden Krankheiten:		
– Diabetes mellitus Typ 1 oder Typ 2 mehr als fünf Jahre?	○	○
– Epilepsie oder Parkinson? Oder hatten Sie einen Schlaganfall?	○	○
– Rheumatoide Arthritis oder Morbus Bechterew?	○	○
– Überfunktion der Schilddrüse oder der Nebenniere oder Nebenschilddrüse?	○	○
Nahmen oder nehmen Sie länger als drei Monate Kortison-Präparate ein?	○	○
Nehmen Sie regelmäßig Schlafmittel oder Antidepressiva ein?	○	○
Werden Sie nach einem Brustkrebs oder Prostatakrebs mit Hormontherapie behandelt?	○	○

Leberenzymen auf eine Erkrankung der Leber oder der Gallenwege hin. Bei einer schlechten Nierenfunktion können bestimmte Osteoporose-Medikamente nicht verschrieben werden.

Zwei Vitamine spielen in der Labordiagnose eine ganz besondere Rolle. Das ist zum einen das Vitamin D, genauer 25 Hydroxy-Vitamin D3. Sind Sie schon älter, kann es durchaus sein, dass Sie einen Vitamin-D-Mangel haben. Älteren Patienten und Patientinnen wird daher oft eine Dosierung 800–1 000 Einheiten pro Tag empfohlen. Der Vitamin-D-Spiegel kann regelmäßig überprüft werden, um bei Bedarf die Dosis anzupassen. Mehr über Vitamin D lesen Sie ab Seite 37. Beim zweiten wichtigen Vitamin, dem K2, ist ein Mangel glücklicherweise selten. Leider lässt sich Vitamin K2 im Routinelabor aber immer noch nicht zuverlässig messen. Ein Indikator ist zum Beispiel die Messung des abgekürzten UCOC-Wertes. Ein erhöhter Wert würde indirekt auf eine unzureichende Vitamin-K2-Versorgung hindeuten. Die Messung müssten Sie aber selbst bezahlen.

Ab jetzt heißt es: Knochen stark machen

Nehmen Sie Ihre Therapie selbst in die Hand. Mit Bewegung, passender Ernährung und einem knochengesunden Lebensstil.

Da steht es schwarz auf weiß: Ihre Knochendichte ist schon ziemlich verringert. Oder Sie haben sich bereits wegen der geringen Knochendichte etwas gebrochen und die Diagnose Osteoporose steht fest. Das ist ein Schock. Verzweifeln oder resignieren müssen Sie trotzdem nicht. Es stimmt zwar, dass die Krankheit nicht heilbar ist. Sie ist aber gut behandelbar. Und Sie können selbst einiges tun, um den Knochenschwund aufzuhalten und um einen weiteren Bruch zu vermeiden. Üblicherweise lesen oder hören Sie den Rat, sich regelmäßig zu bewegen und zu trainieren und genug Kalzium und Vitamin D einzunehmen. Das ist alles völlig richtig. Sie sollten aber auch Bescheid wissen über bestimmte Dinge, die die Entwicklung der Osteoporose beeinflussen. Passen Sie zum Beispiel gut auf, wenn Sie sich über mehrere Wochen nicht oder nur schlecht bewegen können. Die Muskulatur baut dann schnell ab, auch die Kräfte lassen nach. In diesen Tagen und Wochen verringert sich auch die Knochendichte. Untersuchungen haben gezeigt, dass sowohl ältere als auch jüngere Menschen innerhalb recht kurzer Zeit einen Teil ihrer Knochendichte verlieren, wenn sie sich einige Tage nicht bewegen konnten. Jüngere erholen sich jedoch viel schneller. Bei älteren Menschen dauert es deutlich länger, die Muskeln und Knochen wieder aufzubauen, wodurch das Risiko für Knochenbrüche steigt. Daher wird heutzutage nach einem Knochenbruch sehr früh mit der Mobilisation begonnen – im Gegensatz zu früheren Zeiten, in denen lange Ruhephasen empfohlen wurden.

Muskelkraft macht Knochendichte

Ab circa 50 Jahren nimmt die Knochendichte kontinuierlich ab. Was können wir dagegen tun? Eine Menge. Die Aussage „Muskelkraft macht Knochendichte" fasst kurz und prägnant den Hauptpunkt des Kampfes gegen den Knochenschwund zusammen. Denn jede körperliche Aktivität stärkt die Knochen. Das ist durch Berge von Studien nachgewiesen. Bewegen Sie sich regelmäßig, wann immer es geht. Ideal wären Bewegungseinheiten mehrmals in der Woche, die jeweils mindestens 30 Minuten dauern. Krafttraining – am besten drei mal 30 Minuten mit steigender Intensität – zeigt in Studien die besten Ergebnisse.

Zu einem optimalen Trainingsprogramm gehören auch Übungen, die Beweglichkeit und Koordinationsfähigkeit schulen. Vielleicht probieren Sie mal das Minitrampolin aus, auf dem Sie Balance, Kraft und Sprünge trainieren können. Oder Sie testen ein Training auf einer angetriebenen Vibrationsplatte, siehe Seite 68. Bereits fünf bis zehn Minuten Training am Tag genügen, um Muskel- und Knochenrückgang positiv zu beeinflussen. Ebenfalls empfehlenswert sind Ausdauersportarten wie Walken, Schwimmen, Radfahren oder auch Aquajogging. Ausdauersport allein führt aber zu wenig Veränderung am Knochen. Bauen Sie daher auch andere Sportarten in Ihr Training ein. Tai-Chi beispielsweise gilt als eine besonders effektive Trainingsform gegen Osteoporose.

Das Thema Sturzgefahr sollten Sie übrigens immer im Blick behalten. Leider steigt mit zunehmendem Alter das Risiko für Stürze an, weil Muskelkraft und Koordination nachlassen. Es lohnt sich daher für Personen mit Osteoporose – wie eigentlich für alle älteren Menschen –, so früh wie möglich mit Übungen die Muskeln zu stärken sowie Beweglichkeit und Körperbeherrschung zu verbessern. Noch viel mehr über Bewegung, gezieltes Training und geeignete Sportarten erfahren Sie im dritten Kapitel.

KINDER, BEWEGT EUCH! Wussten Sie, dass ein Großteil der maximal möglichen Knochenmasse nur bis in die Zeit der Pubertät gebildet wird? Daher ist ausreichende Bewegung für Kinder und Jugendliche so wichtig. Osteoporose-Prävention fängt früh an! Für Mädchen ist beispielsweise nachgewiesen, dass zehn Prozent mehr mögliche Knochenmasse das Bruchrisiko später im Leben um 50 Prozent senken.

Ihr optimales Superfood

Die Ernährung spielt zwar nicht die erste, aber doch die zweite Geige bei dem Plan, Ihre Knochen wieder stark zu machen. Damit sich Muskeln aufbauen können, brauchen sie vor allem eiweißreiche Nahrung. Knochen sehnen sich dagegen nach Kalzium. Grundsätzlich können Sie alles – und natürlich mit Genuss – essen. Essen Sie aber möglichst mehr Gemüse und greifen Sie zu Milchprodukten. Kaufen Sie für Ihr Essen lieber frische Zutaten ein und kochen Sie wenn möglich selber. Das ist erstens gesünder und zweitens schmeckt es meistens auch besser als Fertiggerichte oder Dosengemüse. Apropos Fruchtsäfte und Früchte aus Dosen: Sie enthalten oft große Mengen Zucker. Süße Lebensmittel sollten eher die Ausnahme als die Regel sein. Ein sparsamer Umgang empfiehlt sich auch bei Salz und Fett.

Achten Sie auch auf Ihr Gewicht. Anders als bei vielen anderen Erkrankungen sind bei Osteoporose oft nicht zu viele, sondern zu wenige Kilos das Problem. Untergewicht ist ein Risikofaktor, an einer Osteoporose zu erkranken. Ihr BMI, also der Body-Mass-Index (Maß zur Berechnung des Gewichtes bezogen auf die Körpergröße) sollte auf jeden Fall größer als 20 sein. Noch mehr spannende Fakten und Tipps zur optimalen Ernährung bei Osteoporose finden Sie im vierten Kapitel.

Knochengesund leben

Falls Sie rauchen, wäre es jetzt an der Zeit, so schnell wie möglich die Zigaretten ein für alle Mal beiseite zu legen. Das ist ohnehin immer eine gute Idee. Warum es bei Osteoporose besonders wichtig ist, erfahren Sie ab Seite 129. Dort erfahren Sie auch, welchen Einfluss Kaffee und Alkohol auf Osteoporose haben.

Achten Sie aber auch ganz generell auf Ihre Gesundheit, nehmen Sie Vorsorgeuntersuchungen wahr. Falls Sie noch weitere Erkrankungen haben, lassen Sie diese behandeln und besprechen Sie mit Ihrem Arzt, ob diese Erkrankungen oder auch Medikamente, die Sie deswegen einnehmen, sich auf Ihre Osteoporose auswirken können. Denn es gibt einige Erkrankungen, die das Knochenbruchrisiko erhöhen können. Dazu zählen rheumatische Erkrankungen und Erkrankungen des Magen-Darm-Trakts, Herzinsuffizienz oder Veränderungen des Knochenmarks sowie die Zuckerkrankheit Diabetes mellitus mit Typ 1 und Typ 2. Vor allem Diabetes Typ 1 erhöht die Wahrscheinlichkeit eines Bruches. Auch neurologische Erkrankungen, zum Beispiel eine Epilepsie, steigern das Risiko einer Fraktur. Gleiches gilt für Depressionen. Behalten Sie daher auch Ihre seelische Gesundheit im Blick. Menschen, die an einer Depression leiden, bewegen sich häufig weniger und ernähren sich schlechter, was nicht nur die Depression verstärkt, sondern auch die Gefahr von Stürzen erhöht – ein Teufelskreis, unter dem nicht nur die Knochen leiden. Es gibt aber durchaus Wege aus dem Tief, denn Depressionen sind behandelbar. Auch beim Verdacht auf eine Depression ist Ihr Hausarzt oder Ihre Hausärztin die erste Ansprechperson.

PILLEN FÜR DIE KNOCHEN

Sie sollen genug Kalzium und Vitamin D bekommen, das ist die Grundlage Ihrer Therapie. Manche Betroffene profitieren außerdem von Medikamenten, die den Knochenschwund aufhalten oder sogar die Knochen wieder aufbauen.

Kalzium: Die stabile Basis

Kalzium ist das Knochenmineral. Es ist wichtig, dass Sie damit gut versorgt sind. Etwa 1000 mg täglich sollten es sein.

Die moderne Medizin kann Ihnen heute viele Wege anbieten, um einem Knochenschwund vorzubeugen oder ihn zu behandeln. Im Wesentlichen stützt sich die Behandlung aber auf zwei Methoden: zum einen auf die Basistherapie und zum anderen auf die medikamentöse Therapie, die von Medizinern auch spezifische Therapie genannt wird. Mit der Basistherapie ist gemeint, dass Ihr Körper genug Kalzium und Vitamin D bekommen soll. Sie wird Sie von jetzt an, also ab der Diagnose, das ganze Leben lang begleiten. Solange Sie keinen Knochenbruch erlitten haben, können Sie häufig allein mit der Basistherapie weitermachen. Manche Fachleute zählen zur Basistherapie auch noch Bewegung sowie eine angepasste Ernährung. Aber egal, ob man sie nun direkt dazu zählt oder nicht, ausreichend Bewegung und eine knochengesunde Ernährung gehören immer, in allen Stadien, zur Behandlung einer Osteoporose.

Ob Sie zusätzlich zur Basistherapie auch noch Medikamente benötigen, hängt von verschiedenen Faktoren ab, zum Beispiel vom Alter, der Art der Diagnose, der Knochenqualität und Vorerkrankungen. Allein eine niedrige Knochendichte ohne das Vorhandensein anderer Risiken ist jedenfalls meist kein Grund, Tabletten zu nehmen. Bei einem Bruch aufgrund einer Osteoporose wird Ihnen Ihr Arzt aber Medikamente empfehlen. Doch auch die besten Medikamente würden Ihnen ohne Kalzium, dem wichtigsten Baustein für den Knochen, nicht viel nützen. Ohne den Mineralstoff wäre der Knochen viel weicher und nicht besonders stabil. Kalzium wird im Knochen dauernd ein- und ausgebaut, das ganze Leben lang. Zunächst soll es also um dieses Knochenmineral gehen, die erste Säule der Basistherapie.

Hormone und Vitamine regulieren den komplizierten Umbau im Knochen. Damit der Prozess aber überhaupt starten kann, braucht es einen sogenannten Schlüsselreiz, der Knochen muss belastet und bewegt werden. Damit aber noch nicht genug. Knochen benötigen auch bestimmte Substanzen, die sie nicht selber herstellen können. Das sind anorganische Mineralien wie Phosphor sowie in geringeren Mengen unter anderem Chlor, Eisen und Natrium, die wir mit der Nahrung aufnehmen müssen. Vor allem aber brauchen die Knochen ausreichend Kalzium. Der Körper lagert all diese Substanzen dann im Knochen ein und strickt ein elastisches Netz aus sogenanntem Kollagen, das den Knochen gleichzeitig biegsam und fest macht.

Der Mineralstoff Kalzium gibt den Knochen Festigkeit und Härte. 99 Prozent des Kalziums in unserem Körper lagert in den Knochen und in den Zähnen. Unsere Knochen fungieren daher auch als Kalziumspeicher. Denn auch für einige andere Körperfunktionen wird Kalzium gebraucht. Wenn dann nicht ausreichend Kalzium über die Nahrung (oder alternativ durch Kalziumpräparate) zugeführt wird, holt der Körper sich die benötigte Mengen vom Knochen. Eigentlich ein sinnvoller Prozess, wird jedoch zu viel Kalzium abgebaut, leidet die Knochenfestigkeit. Damit Kalzium aus dem Darm aufgenommen und in den Knochen eingebaut werden kann, benötigen wir außerdem ausreichend Vitamin D. Es stellt daher die zweite Säule der Basistherapie dar, über die Sie ab Seite 37 mehr erfahren.

Wie viel Kalzium brauchen Sie?

Am meisten Kalzium benötigen junge Menschen: Im Alter zwischen 13 und 18 Jahren, wenn der Knochen noch wächst, sollten Jugendliche 1 200 mg pro Tag zu sich nehmen. Bei jüngeren Kindern reichen 600 bis 1 100 mg pro Tag aus. Für erwachsene Menschen liegt die Empfehlung bei 1 000 mg Kalzium pro Tag. Reiche Quellen sind sämtliche Milchprodukte sowie grünes Gemüse. Mehr darüber erfahren Sie im vierten Kapitel. Zu viel Kalzium können Sie über die Ernährung normalerweise nicht aufnehmen. Es bringt jedoch auch nichts, große Mengen Käse zu verspeisen und literweise Milch zu trinken. Man weiß nämlich nicht, wie viel von dem Kalzium in der Milch tatsächlich im Körper ankommt. Um das messen zu können, braucht man eine Markierung mit radioaktiven Mengen von Kalzium, um den Verlauf des Minerals im Körper nachzuvollziehen. Solche

Tests sind Versuchspersonen aber nicht zumutbar. Allerdings können viele Menschen mit Milch sowieso wenig oder nichts anfangen. Entweder sie haben eine Unverträglichkeit gegen Milcheiweiß oder sie ernähren sich vegan oder mögen schlicht und ergreifend keine Milch. In diesen Fällen kann eine Nahrungsergänzung sinnvoll sein.

DER BLUTWERT SAGT WENIG AUS. Ein niedriger Kalziumspiegel im Blut, Hypocalcämie genannt, ist sehr selten, weil sich unser Körper das Kalzium bei unzureichender Zufuhr aus dem Speicher holt – also aus den Knochen. Am ehesten lässt sich eine unzureichende Versorgung über die ausgeschiedene Menge mithilfe von Kalziumbilanzstudien ermitteln.

Es kann auch sein, dass Ihr Körper zum Beispiel aufgrund einer Darmerkrankung nicht in der Lage ist, Kalzium aufzunehmen. Auch in diesem Fall helfen Kalziumpräparate, die es in allen Variationen gibt. Bequem und sicher sind Kautabletten oder auch Brausetabletten, die sowohl Kalzium als auch Vitamin D in den geeigneten Dosierungen beinhalten. Bewährt hat sich eine Dosierung von 1 000 mg Kalzium pro Tag, die allerdings nicht auf einmal zugeführt werden sollten, sowie 1 000 internationalen Einheiten (Maßeinheit für Arzneistoffe) Vitamin D, sowohl bei der Vorsorge als auch bei der Behandlung der Osteoporose. Nebenwirkungen gibt es bei angemessener Dosis so gut wie keine.

Erst mit dem Arzt sprechen

Nahrungsergänzungsmittel sind zwar frei verkäuflich, dennoch ist es immer empfehlenswert, vor der Einnahme mit der Ärztin oder dem Arzt zu sprechen. Einerseits schützt es Sie mitunter davor, Geld für überflüssige Produkte auszugeben – denn anders als die Werbung uns einredet, ist die kunterbunte Palette an Vitaminpräparaten nicht die Lösung für alle (gesundheitlichen) Probleme. Andererseits und vor allem sind diese Präparate aber keineswegs völlig harmlos, da es oft auch ein „Zuviel des Guten", also die Gefahr einer Überdosierung gibt. Bezogen auf Kalzium ist es vor allem dann wichtig, die Einnahme von Nahrungsergänzungsmitteln vorab mit der Ärztin oder dem Arzt abzusprechen, wenn bei Ihnen eine eingeschränkte Nierenfunktion oder zu einem früheren Zeitpunkt ein erhöhter Kalziumspiegel im Blut festgestellt wurde. Er oder sie muss dann entscheiden, ob noch eine Blut- und Laboruntersuchung gemacht werden sollte. Denn wenn Kalzium „künstlich", also durch Nahrungsergänzungsmittel zugeführt wird, besteht ein gewisses Risiko einer Überdosierung. Zu viel Kalzium kann Müdigkeit und Schwächegefühle auslösen, sogar Übelkeit und Erbrechen wurden beobachtet. Auch Gedächtnisprobleme und Verwirrtheit können auftreten. Meist hat man auch viel Durst und muss oft zur Toilette.

KEINE ANGST VOR VERKALKUNG. Dauerhaft zu viel Kalzium schadet dem Körper zwar in mancherlei Hinsicht. Vor verkalkten Gefäßen und vor Schlaganfällen oder Herzinfarkten müssen Sie aber keine Angst haben. Dafür ist nicht Kalzium verantwortlich, sondern die Ursachen liegen eher in hohen Cholesterinwerten, Bluthochdruck, Übergewicht und Diabetes.

Kalziumpräparate können Sie in Apotheken kaufen, aber billiger sind sie in Drogerien. Wenn die Präparate dort ähnliche Konzentrationen wie die aus der Apotheke aufweisen, sind sie genauso gut. Bei einer Therapie der Osteoporose kann Kalzium auch vom behandelnden Arzt oder der behandelnden Ärztin verordnet werden – ein weiterer Grund, warum es sich lohnt, dies vorab zu besprechen.

Schluss mit Mythen

Immer wieder kommt die Frage auf, ob man Kalzium nicht auf Vorrat nehmen kann. Wenn der Knochen schon so ein wunderbares Speicherorgan ist, könnte man doch eine Art Knochenkur machen und den Speicher mit einem Schlag auffüllen. Das wäre natürlich sehr komfortabel, weil Sie dann nur einmal im Jahr für ein paar Tage hochdosierte Kalziumpräparate zu sich nehmen bräuchten. Nun wird aber unser Knochensystem dauernd umgebaut. Der Körper benötigt daher ständig Kalzium und oft braucht er mehr, damit Herz- und Skelettmuskeln gut arbeiten können, wenn wir zum Beispiel Sport treiben oder eine Wanderung machen. Ansonsten laufen die Muskeln nur mit halber Kraft. Besonders das Herz ist bei körperlicher Anstrengung auf Kalzium angewiesen. Es ist schließlich auch ein

Muskel und schon eine winzig kleine Abweichung vom normalen Kalziumspiegel kann das Herz schwächen. Entscheidend ist daher, dass wir kontinuierlich ausreichend Kalzium zu uns nehmen. Das soll aber nicht heißen, dass Sie am besten gleich die ganze Familie mit Kalziumtabletten versorgen sollten. Diese sind nur für Menschen empfohlen, die nicht ausreichend Kalzium über die Nahrung zu sich nehmen. Allen anderen bringen Kalziumpräparate keine Vorteile. Für die meisten Gesunden gilt also, dass eine ausgewogene Ernährung genügt, um gut mit dem Knochenmineral versorgt zu sein.

Vitamin D: Eine Extradosis Sonnenvitamin

Vitamin D ist ein Multitalent. Unsere Haut kann es selbst produzieren. Doch im Winter reicht das oft nicht aus.

Ohne Vitamin D wäre das Kalzium arm dran. Es ist der Garant dafür, dass Kalzium aus dem Darm in das Blut aufgenommen werden kann. Darüber hinaus hat Vitamin D zahlreiche andere Aufgaben und ist zudem in vielerlei Hinsicht interessant. Das beginnt schon damit, dass es eigentlich gar kein Vitamin ist. Denn Vitamine sind Substanzen, die der Körper nicht selbst herstellen kann. Vitamin D können wir aber selbst herstellen. Streng genommen ist es daher ein Hormon. Um noch etwas präziser zu werden: Es gibt eigentlich zwei Varianten des Sonnenvitamins. Die erste ist eine Vorstufe, das Provitamin D3, das im Körper wie ein Hormon wirkt. Es wird in der Leber gebildet und in der Haut gespeichert. Das Sonnenlicht wandelt das Provitamin dann durch biochemische Reaktionen in Vitamin D3 um. Obwohl Vitamin D3 die korrekte Bezeichnung wäre, nennen wir es weiterhin Vitamin D, weil sich dieser Begriff eingebürgert hat.

In den vergangenen Jahrzehnten hat Vitamin D sich zu einem heimlichen Star in der Wissenschaft entwickelt. Nicht nur, dass es Kalzium in den Knochen einbaut, es stärkt auch die Leistungsfähigkeit der Muskeln. Es ist nachgewiesen, dass ein guter Vitamin-D-Spiegel die Wahrscheinlichkeit von Stürzen reduziert. Auch gibt es Hinweise darauf, dass chronische Herz-Kreislauf-Erkrankungen und Herzinfarkte durch hochnormale Vitamin-D-Spiegel, also Werte, die etwas über den empfohlenen Mengen liegen, verhindert oder positiv beeinflusst werden, wobei das bisher nicht sicher belegt ist.

Ihre Vitamin-D-Fabrik

Woher bekommen wir nun das Vitamin D, das unser Körper benötigt? Die wichtigste Quelle ist die kleine Vitamin-D-Fabrik, die Ihr Körper selbst betreibt. Die Energie liefert die Sonne mit ihrer UVB-Strahlung. Der Prozess der Umwandlung vollzieht sich dann in unserer Haut. Dabei müssen Sie abwägen zwischen Sonnenschutz und ausreichender Lichtversorgung. Denn wenn Sie Sonnencreme auftragen, wird leider die Vitamin-D-Produktion reduziert. Ein Dilemma, denn bekanntlich ist Sonnenschutz essenziell, um Sonnenbrand und schwerwiegende Hautschäden zu verhindern. Um dennoch die Vitamin-D-Versorgung sicherzustellen, empfehlen Expertinnen und Experten, zwischendurch mal ein Sonnenbad ohne UV-Schutz zu nehmen. Ideal wären dabei täglich 15 bis 30 Minuten Sonne auf Gesicht und unbekleidete Arme, und zwar zwischen 12 und 15 Uhr. Nicht empfehlenswert ist hingegen ein „künstliches" Sonnenbad im Solarium. Denn es kann sein, dass das Kunstlicht dort nur UVA und nicht die für die Vitamin-D-Produktion wichtige UVB-Strahlung enthält. Auf jeden Fall aber erhöht ein Solariumbesuch das Hautkrebsrisiko.

Eine zweite Vitamin-D-Quelle finden wir in der Nahrung, allerdings ist das Angebot hier recht begrenzt. Kaum Vitamin D gibt es in pflanzlichen Lebensmitteln. Größere Mengen haben nur Meeresfische aufzuweisen. Dabei gibt es zwischen gezüchteten und wild lebenden Tieren bemerkenswerte Unterschiede. So weist zum Beispiel Wildlachs deutlich mehr Vitamin D auf als gezüchteter Lachs. Mehr zu Vitamin D in der Nahrung erfahren Sie ab Seite 124. Es ist aber so gut wie unmöglich, die Vitamin-D-Versorgung allein auf die Nahrung zu stützen, weil auch tierische Lebensmittel nur geringe Mengen enthalten. Sie müssten zum Beispiel mehrere Kilo Schweine-

DIE BASISTHERAPIE AUF EINEN BLICK

Kalzium und Vitamin D sind Ihre Verbündeten, wenn Sie Osteoporose etwas entgegensetzen wollen.

KALZIUM

Warum?

➔ Wichtigster Knochenbaustein, nötig für Aufbau und Erhalt der Knochen.

Wie viel pro Tag?

➔ Jugendliche: 1200 mg; Erwachsene ab 19 Jahre: 1000 mg

Woher?

➔ Lebensmittel, vor allem Milch(produkte); bei Bedarf nach ärztlicher Absprache Kalziumpräparate

Was ist zu beachten?

➔ Einfach nur viel Kalzium zu sich zu nehmen, greift zu kurz, da auch die Kalziumaufnahme im Körper eingeschränkt sein kann. Mehr als 2500 mg Kalzium täglich können Herz- und Nierenprobleme verursachen. Vor allem bei Nahrungsergänzungsmitteln besteht das Risiko einer Überdosierung.

VITAMIN D

Warum?

➔ Wichtig für die Aufnahme von Kalzium im Darm und dessen Einbau in die Knochen.

Wie viel pro Tag?

➔ Jugendliche/Erwachsene ab 15 Jahre: 20 µg bzw. 800 IE (internationale Einheiten)

Woher?

➔ Sonnenlicht (UVB-Strahlung auf der Haut); nur in geringen Mengen in der Nahrung; bei Bedarf nach ärztlicher Absprache Vitamin-D-Präparate

Was ist zu beachten?

➔ Die beste Vitamin-D-Quelle ist Sonnenlicht. Vor allem ältere Menschen haben oft einen Mangel. Eine Überdosierung ist nur durch eine übermäßige Einnahme von Nahrungsergänzungsmitteln möglich, bei über 100 µg pro Tag können gesundheitliche Probleme auftreten.

fleisch, 20 Eier oder 20 Liter Milch täglich verzehren, um auf die notwendige Tagesration zu kommen. Es bleibt also dabei, die wichtigste Quelle ist Sonnenlicht. Falls noch nicht geschehen, sollten Sie auf jeden Fall untersuchen lassen, ob eventuell ein Vitamin-D-Mangel vorliegt, denn dieser ist alles andere als selten.

So sind Sie gut versorgt

In den Monaten April bis Ende September reicht es meistens aus, Arme und Gesicht ungefähr 15 bis 30 Minuten täglich ungeschützt der UVB-Strahlung auszusetzen, um die Vitamin-D-Versorgung sicherzustellen. Doch in der dunklen Jahreszeit, von Oktober bis April, stockt die Produktion in unseren Breitengraden. Selbst an sonnigen Wintertagen reicht die UVB-Strahlung wegen des ungünstigen Winkels der Sonne nicht aus. Gerade im Winter kommt es daher oft zu einem Vitamin-D-Mangel. Besonders gefährdet sind ältere Menschen. Einige von ihnen leiden an Hautkrankheiten und meiden Sonnenstrahlung oder wollen überhaupt nicht mehr „in die Sonne" gehen. Vor allem aber schafft es ältere Haut nicht mehr so richtig, ausreichend Vitamin D zu produzieren, selbst wenn die Haut genug Sonne abbekommt. Aus diesem Grund wird über 70-Jährigen ganzjährig eine Vitamin-D-Supplementierung empfohlen.

FETTARM? BESSER NICHT. Vitamin D zählt zu den fettlöslichen Vitaminen. Dies bedeutet, dass unser Essen Fett enthalten muss, damit wir es auch verwerten können. Wenn Sie daher zum Beispiel nur fettarme Milch trinken, kann der Körper das Vitamin nicht richtig aufnehmen. Manchmal kommt es vor, dass Menschen trotz Vitamin-D-Einnahme einen niedrigen Wert haben, weil sie kein Fett oder nur fettarme Produkte essen.

Ob Sie ausreichend mit Vitamin D versorgt sind oder nicht, kann Ihr Arzt anhand Ihrer Blutwerte erkennen. Ein Vitamin-D-Mangel liegt dann vor, wenn die Konzentration des Markers 25-Hydroxyvitamin-D im Blutserum unter 30 nmol/l liegt. Bei einem Wert zwischen 30 und 50 nmol/l spricht man von einer unzureichenden Versorgung, was bei Osteoporose bereits problematisch ist. Dann sollten Sie gegensteuern. Denn gerade bei älteren Erwachsenen, besonders bei

Frauen nach der Menopause, kommt es darauf an, den erhöhten Knochenabbau so gering wie möglich zu halten oder ihn im Idealfall ganz zu vermeiden.

In der Folge eines Vitamin-D-Mangels entsteht ein sekundärer Hyperparathyreoidismus, eine Überfunktion der Nebenschilddrüsen, in der das Parathormon gebildet wird. Dieses Hormon reguliert den Kalziumspiegel. Wird zu viel davon hergestellt, wird auch zu viel Kalzium aus den Knochen und Zähnen für den Blutkreislauf freigesetzt. Da der Kalziumstoffwechsel unmittelbar mit dem Vitamin-D-Stoffwechsel in Zusammenhang steht, kann sich auch der Vitamin-D-Level verringern. Bei einer Vitamin-D-Therapie werden dann als Tagesdosis 1 000 Einheiten empfohlen, die Sie entweder über Ihre Nahrung oder als Nahrungszusatz erhalten. Mehr als eine Tagesdosis von 2 000 bis 4 000 internationalen Einheiten sollten es aber nicht sein, da es dann zu einem zu hohen Vitamin-D-Spiegel im Blut kommen kann. Mögliche Folgen sind unter anderem Übelkeit, Muskelschwäche oder Nierensteine, bei extrem hohen Werten kann es sogar zu Nierenversagen oder Herzrhythmusstörungen kommen. Achten Sie darauf, dass Sie in einer Woche auf keinen Fall die Grenze von 20 000 internationalen Einheiten überschreiten, falls Sie die Tabletten täglich einnehmen. Das Risiko einer zu hohen Vitamin-D-Zufuhr besteht nur, wenn Sie Nahrungsergänzungsmittel überdosieren, durch die Sonne oder die Nahrung ist ein Zuviel nicht zu erreichen. Auch hier gilt wieder: Besprechen Sie die Einnahme von Vitamin-D-Präparaten vorab mit Ihrer Ärztin oder Ihrem Arzt. Wenn Sie wegen Osteoporose in Behandlung sind, wird Ihre Vitamin-D-Versorgung mit hoher Wahrscheinlichkeit ohnehin Thema sein.

Starke Knochen von klein auf

Tatsächlich mangelt es heutzutage vielen Menschen an Vitamin D, nicht nur Ältere sind betroffen. Verheerend für das ganze Leben wirkt sich ein Mangel für Kinder aus. Sie haben vermutlich schon einmal von der Rachitis gehört. An dieser Erkrankung litten im 19. Jahrhundert viele Kinder. Weil sie vor allem in England auftrat, nannte man sie auch „englische Krankheit“. Damals pusteten die Fabrikschornsteine so viel Rauch und Feinstaub in die Luft, dass der Himmel oft verhüllt war. Zudem arbeiteten viele Kinder in Stollen. Das Sonnenlicht hatte also kaum Chancen, die Haut dieser Kinder zu erreichen, so konnte nur wenig Vitamin D gebildet werden. Das hatte zur Folge, dass zu wenig Kalzium in die Knochen gelangte und die Knochen weich und verformbar wurden. Körper und Skelett der Kinder wuchsen zwar, sie bekamen aber O-Beine. Weitere typische Merkmale waren eine Verkrümmung der Wirbelsäule oder der sogenannte „rachitische Rosenkranz". Der Name entstand, weil sich kleine Höcker zwischen Rippen und Brustbein bildeten, die wie Perlen an einer Schnur aufgereiht waren. Zum Glück leben wir heute im Vergleich zu vergangenen Jahrhunderten um vieles gesünder, wie nicht zuletzt die gestiegene Lebenserwartung beweist.

Kaum jemand zweifelt auch heute noch daran, dass eine ausreichende Zufuhr von Kalzium und Vitamin D wesentlich ist, um eine maximale Knochendichte bei Kindern und Jugendlichen zu erreichen. Optimale Gipfelknochenmasse heißt der etwas sperrige Fachbegriff. Die „Knochen-Vorsorge" beginnt daher heute schon bei den Neugeborenen oder noch früher in der Schwangerschaft, auch wenn es dabei um Rachitis, nicht um Osteoporose geht. So wird für kleine Kinder und Babys empfohlen, ihnen vorbeugend Vitamin D zu geben, in Tablettenform in Wasser oder in Muttermilch aufgelöst. Daneben gibt es auch fertig zubereitete Babynahrung, die mit Vitamin D angereichert ist. Falls noch nicht geschehen, können Sie darüber mit Ihrer Kinderärztin oder Ihrem Kinderarzt sprechen. Viele Frauen nehmen zudem während Schwangerschaft und Stillzeit selbst Vitamin D oder mit Vitamin D angereicherte Kalziumpräparate ein. Dies ist allerdings laut aktuellen Empfehlungen nicht notwendig, vorausgesetzt, es liegt kein Mangel vor und die Ernährung ist ausgewogen. Auch hier gilt wieder: Lassen Sie sich vor der Einnahme von Nahrungsergänzungsmitteln ärztlich beraten. In diesem Fall wäre Ihre Frauenärztin oder Ihr Frauenarzt die richtige Ansprechperson.

Ein wahres Multitalent

Schon in sehr jungen Jahren kann man also viel dafür tun, um Osteoporose vorzubeugen. Eigentlich eine gute Nachricht, für Sie persönlich kommt diese Information aber vermutlich zu spät. Das sollte Sie keineswegs demotivieren. Die Basistherapie mit Kalzium und Vitamin D lohnt sich trotzdem. Gerade Vitamin D erweist sich hier als echtes Multitalent. Zugegeben, nicht alles, was man sich vom Sonnenvitamin verspricht, ist auch wissenschaftlich haltbar. So galt Vitamin D beispielsweise eine Zeit lang als bester Schutz vor Covid-19. Das stimmt zwar nicht, aber tatsächlich trägt Vitamin D dazu bei, dass unser Immunsystem funktioniert, und es ist auch in vielerlei anderer Hinsicht ein Segen. Das gilt für alle Menschen, besonders aber für ältere und für alle, die mit Osteoporose zu tun haben. Wie schon mehrfach erwähnt, sorgt das Sonnenvitamin dafür, dass Kalzium im Darm aufgenommen und in den Knochen eingebaut wird. Weniger bekannt ist eine andere herausragende Funktion: Vitamin D stärkt die Muskelkraft und fördert zugleich das Zusammenspiel von Nerven und Muskeln, die sogenannte neuromuskuläre Koordination. Was genau ist damit gemeint? Die neuromuskuläre Koordination beschreibt, vereinfacht ausgedrückt, die Reaktion von Muskeln auf Nervensignale. Sie bestimmt, wie gut wir unsere Bewegungen steuern können. Muskeln reagieren schneller auf Nervenimpulse, wenn wir einen ausreichend hohen Vitamin-D-Spiegel haben und durch Übungen Gleichgewicht und Reaktionsfähigkeit trainieren. Das führt dazu, dass es Ihnen leichter fällt, gerade und aufrecht zu gehen. Sie können zudem auf unvorhergesehene Ereignisse schneller reagieren, zum Beispiel auf plötzlich bremsende Busse oder erhöht liegende Steine auf dem Bürgersteig.

WENIGER STÜRZE, WENIGER BRÜCHE. Mit jedem Sturz steigt das Risiko eines Knochenbruchs, vor allem des Oberschenkels, weil Ältere eher auf den Rücken und das Gesäß stürzen als nach vorn auf die Arme. Leider erhöht sich das Risiko mit zunehmendem Alter. So fallen durchschnittlich ein Drittel der über 75-Jährigen einmal jährlich hin. Menschen jenseits der 85 stürzen in der Regel mehrere Male im Jahr. Stürze zu verhindern ist daher zentraler Bestandteil der Osteoporose-Behandlung.

Eine Studie konnte zeigen, wie entscheidend Vitamin D für die Sturzprophylaxe sein kann. Bei den über 1 200 Studienteilnehmern kam es mit über 20 Prozent zu einer deutlichen Reduktion von Stützen, wenn sie zusätzlich zu Kalzium täglich auch 800 internationalen Einheiten Vitamin D einnahmen. Diese Erkenntnisse sind ein weiterer guter Grund für Sie, die Vitamin-D-Produktion Ihres Körpers mit ausreichend Sonne anzukurbeln. Da dies aber, wie schon mehrfach erwähnt, vor allem bei älteren Menschen nicht ausreicht, ist es wichtig, eine möglicherweise unzureichende Versorgung abzuklären und mithilfe von Vitamin-D-Präparaten auszugleichen.

Wann sind Medikamente sinnvoll?

Es gibt hochwirksame Medikamente, die bei Osteoporose helfen können. Lesen Sie, was dabei zu beachten ist.

Ob Sie Medikamente einnehmen sollten und welche für Sie infrage kommen, hängt von vielen Faktoren ab. Letzten Endes geht es bei Osteoporose immer darum, das Risiko für Brüche zu reduzieren. Das geschieht einerseits durch Maßnahmen, die Stürzen vorbeugen, und andererseits durch solche, die die Bruchanfälligkeit des Knochens verringern. Letzteres kann bedeuten, dass Sie eine medikamentöse Therapie starten. Bekanntlich hat jedes Medikament seine Vor- und Nachteile. Die im Folgenden näher beschriebenen Osteoporose-Medikamente sind nachweislich wirksam, ein klarer Vorteil. Bei einigen können aber auch Nebenwirkungen auftreten, die manchmal unangenehm sind oder sogar den Alltag massiv beeinflussen. Schon deshalb ist es gut zu wissen, dass Medikamente bei Osteoporose keineswegs immer ein Muss sind. Wie schon erwähnt, reicht bei vielen die zuvor beschriebene Basistherapie aus. Dieses Kapitel soll Ihnen einen Überblick darüber geben, wie eine medikamentöse Behandlung bei Osteoporose aussehen kann und was zu beachten ist. Klar ist aber auch: Dieses Buch kann eine individuelle Beratung durch eine Ärztin oder einen Arzt nicht ersetzen. Gerade dann, wenn Medikamente ins Spiel kommen, sollten Sie daher ein ausführliches Arztgespräch führen und sich all Ihre Fragen beantworten lassen. Eine Hilfe bei der Vorbereitung kann der Fragebogen auf Seite 58 sein.

Zurück zur Ausgangsfrage: Medikamente ja oder nein? Entscheidend ist das jeweilige individuelle Risiko eines Knochenbruchs. Es bestimmt über die Art der Therapie. Vom Bruchrisiko, das auch durch das individuelle Risikoprofil bestimmt wurde, hängt ganz wesentlich ab, ob Medikamente empfohlen werden oder eben nicht. Was als Risikofaktor gilt, wurde und wird von Forschenden ermittelt.

Meist werden hierzu die Abrechnungsdaten der Krankenkassen und die Ergebnisse großer Studien herangezogen, um das Risiko für eine bestimmte Situation errechnen. Führt die Situation zu einer Erhöhung des Risikos, wird sie in die Liste der Risikofaktoren aufgenommen. So haben Studiendaten zum Beispiel bei einem Wirbelbruch ergeben: Je deutlicher der Bruch, also umso stärker der Wirbelkörper deformiert ist und je mehr Wirbel gebrochen sind, desto höher ist auch das Risiko für weitere Brüche. Dasselbe gilt genauso für Hüft-, Schulter- oder Unterarmbrüche. Durch die vorliegenden Brüche hat man sozusagen den Beweis, dass die Knochen brüchig geworden sind und dass somit auch das Risiko für Folgefrakturen ansteigt. Auch wer eine niedrige Knochendichte hat und wegen einer anderen Erkrankung Kortison braucht, hat einen hohen Risikofaktor. Ganz anders ist die Situation einer Patientin, die zwar auch eine niedrige Knochendichte besitzt, aber eben ohne Kortison auskommt. Dann lassen sich die Risiken noch in starke und schwache Gruppen unterteilen. Als schwächere Risiken gelten zum Beispiel ein Vitamin-D-Mangel oder die familiäre Veranlagung, also ob Ihre Mutter auch schon eine Osteoporose hatte. Zu den starken Risiken zählen ein höheres Alter, weibliches Geschlecht oder entzündliche Krankheiten. Ist Ihr Risiko, einen Bruch zu erleiden, als gering eingestuft worden, reicht die Basistherapie mit extra Kalzium und Vitamin D aus. Ob Sie bei einem geringen Risiko trotzdem mit Medikamenten einem Bruch vorbeugen möchten, können Sie nach einer Beratung gemeinsam mit Ihrer Ärztin oder Ihrem Arzt entscheiden.

Alles eine Frage des Risikos

Eine medikamentöse Therapie – die sogenannte spezifische Therapie – ist notwendig, wenn nach einer Untersuchung ein erhöhtes Risiko festgestellt wurde und Sie viele Fragen auf dem Risikobogen mit Ja beantwortet haben, siehe Seite 27. Dabei schaut man, wie hoch die Gefahr eines Knochenbruchs in den nächsten drei Jahren ist. Wenn Ihr Bruchrisiko bei zehn Prozent liegt, kommt für Sie in erster Linie eine knochenaufbauende Therapie infrage. Das ist dann der Fall, wenn Sie bereits einen Knochenbruch auf dem Boden einer Osteoporose erlitten haben oder wenn sehr viele Risikofaktoren vorhanden sind. Liegt Ihr Risiko zwischen drei und fünf Prozent, sind Medikamente, die den Knochenabbau bremsen, eine Option. Sie kommen zum Beispiel dann infrage, wenn bei Ihnen Risikofaktoren vorliegen, die Sie nicht beeinflussen können. Vielleicht hat Ihre Mutter oder sogar Ihr Vater einen Schenkelhalsbruch erlitten, ein typischer Bruch bei Osteoporose. Dann würde bei Ihnen ein genetisches Risiko vorliegen. Liegt das Bruchrisiko zwischen fünf und zehn Prozent, wird eine medikamentöse Therapie, die den Knochenabbau hemmt, meistens empfohlen.

EIN KLARER FALL. Ganz schnell sollte es gehen, wenn es zu einem für Osteoporose typischen Wirbelkörper- oder Hüftbruch gekommen ist. Dann sind Medikamente das Gebot der Stunde. Auf weitere diagnostische Untersuchungen wie eine Knochendichtemessung können Sie dann verzichten.

Nach Beginn der Therapie gehen Sie etwa alle drei bis sechs Monate zu einer klinischen Kontrolluntersuchung. Dabei wird zunächst geprüft, wie gut Sie die Medikamente vertragen. Geben Sie bitte ganz ehrlich an, ob Sie die verschriebenen Medikamente regelmäßig einnehmen und wenn nicht, aus welchen Gründen Sie das nicht tun. Ihr Arzt untersucht natürlich auch, ob neue Erkrankungen aufgetreten sind und wie Sie Medikamente, die Sie gegen eine andere Erkrankung nehmen müssen, vertragen haben. Wird bei der Untersuchung festgestellt, dass Ihre Körpergröße abgenommen hat oder Sie unter Rückenschmerzen leiden, kann das ein Hinweis auf einen neuen Bruch sein. Eine Knochendichtemessung findet bei der klinischen Untersuchung nicht statt. Im Allgemeinen reicht es, die Knochendichte etwa zwei Jahre nach Beginn der Therapie zu messen.

Eine medikamentöse Therapie dauert meistens mehrere Jahre lang. Sie wird in mehreren Sequenzen durchgeführt, wobei eine Sequenz meist nicht länger als fünf Jahre dauert. Zwischen den Sequenzen wird pausiert. Auf keinen Fall müssen Sie Medikamente „lebenslänglich" nehmen. Manche der Pillen können nach einer gewissen Zeit auch abgesetzt werden. Ungefähr alle drei bis fünf Jahre sollten Sie Ihre Therapie überprüfen lassen. Bei der Untersuchung wird geschaut, ob die aktuelle Therapie noch die richtige für Sie ist und ob für Sie eine kurze Therapiepause in Betracht kommt. Nur die Basistherapie wird Sie Ihr Leben lang begleiten: Also immer genug Vitamin D und Kalzium zu sich nehmen, um den Knochenschwund aufzuhalten, sowie auf ausreichend Bewegung im Alltag, körperliches Training und eine knochengesunde Ernährung achten.

Auf- und Abbauen

Medikamente für Osteoporose lassen sich grob in zwei Gruppen einteilen: Die eine Gruppe hemmt den Abbau des Knochens, die andere baut ihn wieder auf. Die Therapiearten heißen in der Fachsprache antiresorptiv oder osteoanabol. Wenn Sie sich über die medikamentöse Therapie der Osteoporose kundig machen, werden Ihnen diese beiden Begriffe immer wieder begegnen.

1 **DIE ANTIRESORPTIVE THERAPIE:** Der Begriff „resorptiv" kommt von dem lateinischen Wort „resorbere" und bedeutet so viel wie herunterschlucken. In der Medizin ist damit die Aufnahme von Stoffen durch Zellen oder Gewebe gemeint. „Anti" bedeutet gegen etwas gerichtet. Antiresorptive Medikamente blockieren also die knochenabbauenden Zellen, die Osteoklasten. Spitzenreiter dieser Gruppe sind Bisphosphonate. Sie werden schon lange eingesetzt, weisen gute Studienergebnisse auf und haben sich durch einfache Therapieschemata bewährt, das heißt in den meisten Fällen reicht es aus, die Medikamente nur einmal in der Woche einzunehmen. Zwei typische Vertreter sind Alendronat und Risedronat.

2 **DIE OSTEOANABOLE THERAPIE:** Bei der osteoanabolen Therapie spricht man auch salopp vom „Knochendoping", weil die Substanzen Knochen aufbauen können, so ähnlich wie Kraftsportler Anabolika einnehmen, damit ihre Muskeln wachsen. Das Wort „anabol" bedeutet „Aufbau", also Aufbau des Stoffwechsels und des daraus entstehenden Gewebes. Die Vorsilbe „osteo" wird übersetzt mit „den Knochen betreffend". Die Medikamente aus dieser Substanzklasse bringen die knochenaufbauenden Osteoblasten in Schwung. Romosozumab, Abaloparatid und Teriparatid sind dafür zugelassen.

Die Hersteller all dieser Medikamente geben den Medizinern klare Empfehlungen zur Hand, für wen diese Medikamente geeignet sind und für wen nicht. Leider gilt aber trotzdem nicht das Prinzip „one size fits all". Denn trotz der Empfehlungen und trotz der sehr umfangreichen Leitlinien des Dachverbandes Osteologie e.V. muss für jeden Patienten und für jede Patientin die Therapie immer individuell angepasst werden. Denn Fakt ist: Es existieren schlicht und ergreifend zu viele verschiedene Faktoren, die die Auswahl einer Therapie beeinflussen können.

KOMMT KNOCHENDOPING FÜR SIE INFRAGE?

Nach der Basisdiagnostik (Seite 23) wird Ihr Frakturrisiko ermittelt (Seite 27). Nach diesem Schema geht es nun weiter.

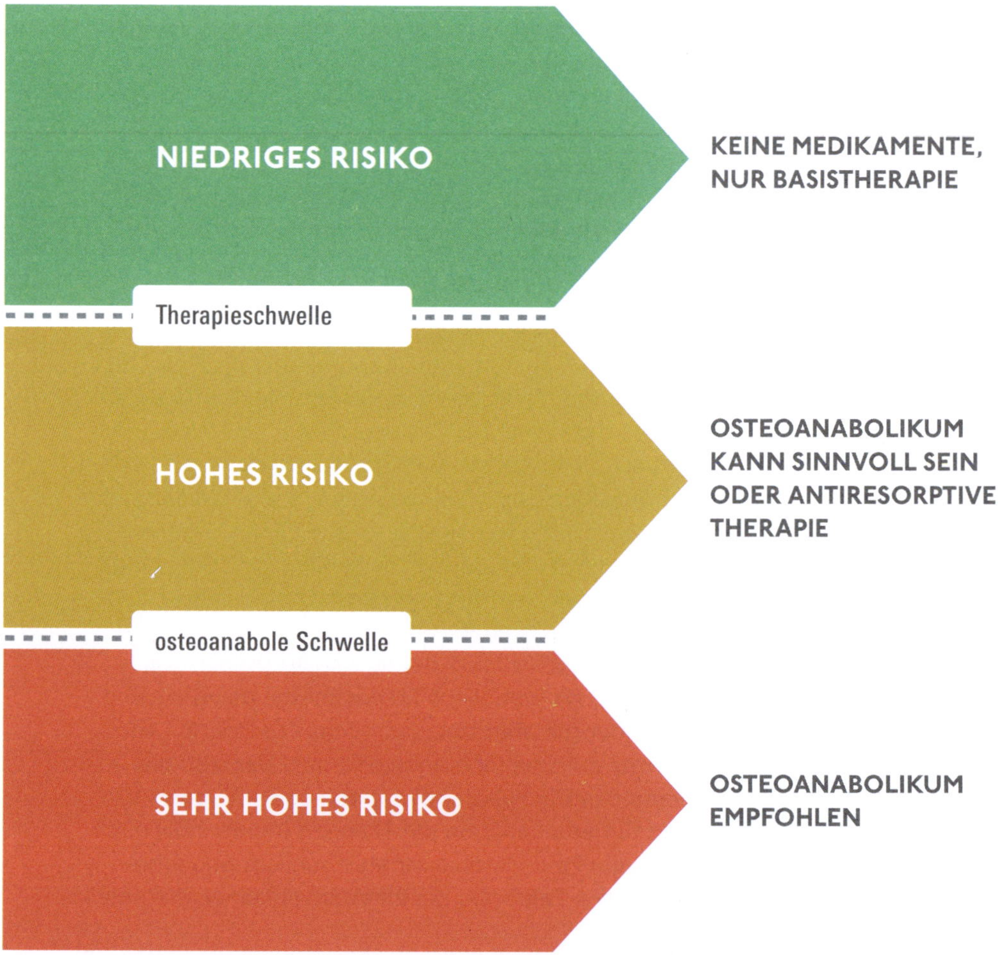

Bisphosphonate: Die Klassiker

Bisphosphonate sind die in Deutschland am häufigsten verordnete Gruppe von Osteoporose-Medikamenten. Aufgrund ihres jahrzehntelangen Einsatzes gibt es zu dieser Medikamentengruppe die meisten Erfahrungen. Bisphosphonate wurden erstmals 1865 hergestellt, zunächst nur für industrielle Anwendungen. Seit den 1980er Jahren wurden sie dann für diagnostische und therapeutische Zwecke bei Knochen- und Kalziumstoffwechselkrankheiten entwickelt. Einige der chemischen Verbindungen hat man dann in die Medikamente zur Behandlung der Osteoporose eingefügt. Heutzutage glänzen Bisphosphonate mit vielen verschiedenen Wirkstoffen. Auch in der Kombination mit anderen Wirkstoffen und in der Darreichungsform können sie sich erheblich unterscheiden. Ihre Hauptwirkung bleibt aber immer gleich – sie hemmen die Aktivität der knochenabbauenden Zellen. Durch Bisphosphonate nimmt zudem die sogenannte sekundäre Knochenmineralisierung zu, die Knochendichte steigt, weil Knochenlakunen, das sind winzige Ausbuchtungen an Knochenoberflächen, gefüllt werden. Zugegeben, das klingt sehr kompliziert. Entscheidend ist aber vor allem das Ergebnis: Bisphosphonate bewirken, dass das Bruchrisiko sinkt.

Es gibt Bisphosphonate als Tabletten, als Injektions- und Infusionslösungen. Sie können wählen, welche Form Ihnen am meisten zusagt. Von der Konzentration des Wirkstoffes hängt es ab, ob Sie die Medikamente täglich, wöchentlich oder monatlich einnehmen müssen. Der Vorteil der Bisphosphonate ist, dass sie von den meisten Menschen gut vertragen werden. Wenn Sie die Medikamente einnehmen, sollten Sie nüchtern sein, immer genug Wasser dazu trinken und sich ungefähr eine halbe Stunde lang nicht hinlegen. Ansonsten kann es passieren, dass die Wirkung ausbleibt. Einige Patientinnen verspüren auch Nebenwirkungen wie Übelkeit, Völlegefühl, Bauchschmerzen, Erbrechen und Durchfall. Es sind aber weniger als zehn Prozent, die unter solchen Verdauungsbeschwerden leiden. Um diesen vorzubeugen, bleiben Sie nach der Einnahme einige Zeit lang aufrecht stehen. So kann das Medikament nicht so leicht in die Speiseröhre zurückrutschen und Sie bleiben dann hoffentlich von Darmproblemen verschont. Wenn Ihnen dennoch Darm-, Magen- oder Speiseröhrenprobleme zu schaffen machen, sollten Sie eine andere Einnahmeform als Tabletten wählen. Sprechen Sie darüber mit Ihrer Ärztin oder Ihrem Arzt.

Eine andere Nebenwirkung ist ein zu niedriger Kalziumspiegel im Blut, die sogenannte Hypokalzämie. Es können dann Muskelkrämpfe oder Muskelschwäche auftreten, aber auch Kribbeln und Taubheitsgefühle in Füßen und Händen. Zum Glück kommt das sehr selten vor. Eine sehr unangenehme und mitunter gefürchtete Nebenwirkung ist die sogenannte Kiefernekrose: Eiter im Kiefer und ein freiliegender Kieferknochen ohne Schleimhaut gehören zu deren Symptomen. Sie tritt aber meist nur bei hohen Dosierungen auf, wie sie zum Beispiel zur Behandlung von Tumorerkrankungen des Knochens verwendet werden. Bei den bei Osteoporose üblichen Dosierungen ist das Risiko sehr gering. In Zahlen ausgedrückt: Nur eine von 10 000 bis 100 000 Patientinnen erkrankt an einer Kiefernekrose. Das Risiko lässt sich mit einer guten zahnärztlichen Vorsorge noch einmal deutlich reduzieren. Ein ähnlich seltenes Ereignis sind atypische Brüche des Oberschenkels, die als Nebenwirkung einer Therapie mit Bisphosphonaten auftreten können. Hier bricht der Knochen ohne jede Krafteinwirkung vollkommen unvermittelt. Das klingt bedrohlich, solche Brüche sind jedoch eine absolute Rarität. Selbst erfahrene Orthopädinnen und Unfallchirurgen haben diese Komplikation nur sehr selten beobachtet.

Bisphosphonate können Sie über einen sehr langen Zeitraum einnehmen. Nach fünf Jahren sollte Ihre Ärztin oder Ihr Arzt mit Ihnen besprechen, ob eine Fortführung der Therapie sinnvoll ist, ob eine andere Therapie für Sie infrage kommt oder ob die Therapie pausiert werden sollte.

Die wichtigsten Bisphosphonate

Alendronat: Bei Alendronat beträgt die tägliche Dosierung 10 mg. Mit einer Wochentablette brauchen Sie nur eine Tablette pro Woche einzunehmen. Unter Umständen kommt es zu Nebenwirkungen wie Gliederschmerzen, Kopfschmerzen, Schwindel oder Übelkeit. Probieren Sie daher erst eine Testdosis mit 10 mg aus. Wenn Sie diese Dosis gut vertragen, steigen Sie auf die Wochentablette mit 70 mg um. 10 mg Alendronat in Tablettenform sind für die Prävention zugelassen bei der durch Kortison auftretenden Osteoporose sowie zur Therapie bei Frauen nach den Wechseljahren. Auch Männer können Alendronat einnehmen. Bei Kalziummangel darf das Mittel nicht verschrieben werden. Daher muss der Kalziumgehalt im Blut vor der

Einnahme gemessen werden. Unter Alendronat sinkt nachweislich das Bruchrisiko sowohl für Wirbelkörper als auch für den Oberschenkel.

Risedronat: Hier beträgt die tägliche Dosierung 5 mg täglich, wobei es auch eine Wochentablette mit 35 mg gibt. Im Prinzip gelten die gleichen Einnahmeregeln wie für Alendronat. Es können auch die gleichen Nebenwirkungen auftreten, wie Gliederschmerzen, Kopfschmerzen und Schwindel oder Übelkeit. 5 mg in Tablettenform sind zugelassen zur Behandlung einer Osteoporose, die durch die Wechseljahre hervorgerufen wurde, und wenn die langjährige Einnahme von Kortison eine Osteoporose verursacht hat. Risedronat hat ebenfalls eine Erlaubnis für die Behandlung der Osteoporose des Mannes. Bei schweren Nierenfunktionsstörungen verbietet sich die Therapie, was auch für Alendronat gilt. Genau wie Alendronat senkt auch Risedronat das Risiko für Frakturen, sowohl im Bereich der Wirbelkörper als auch der Oberschenkel.

Ibandronat: Der Wirkstoff ist zur Behandlung von Osteoporose nach den Wechseljahren zugelassen, wenn ein erhöhtes Risiko für Brüche besteht. Besonders erfolgreich ist Ibandronat, wenn es gilt, Wirbelkörperbrüche zu verhindern. Dagegen kann es Brüche des Oberschenkels wohl nicht aufhalten. Das Mittel können Sie sich als Monatspille verschreiben lassen oder als Dreimonatsspritze. Wenn Sie sich für die Tablettenform entscheiden, gilt wie bei den anderen Bisphosphonaten, dass das Medikament eine halbe Stunde vor der ersten Mahlzeit mit Leitungswasser eingenommen werden soll. Auch die Nebenwirkungen sind vergleichbar mit denen anderer Bisphosphonate.

Zoledronat: Der Wirkstoff ist zugelassen für die Behandlung von Frauen nach den Wechseljahren, die Behandlung von Männern und für Fälle, in denen aufgrund der Langzeiteinnahme von Kortison eine Osteoporose aufgetreten ist. Der Unterschied zu den bisher genannten Wirkstoffen besteht darin, dass Zoledronat 5 mg nur alle zwölf Monate über die Vene verabreicht werden muss. Nebenwirkungen sind vergleichbar mit anderen Bisphosphonaten, vor allem Beschwerden wie Schwindel, Fieber-, Gelenk- und Knochenschmerzen sowie Übelkeit. Nach einem Bruch kann man sich den Wirkstoff als Depot verabreichen lassen. Dabei wird eine hohe Menge gespritzt, um den Knochenstoffwechsel längere Zeit positiv zu beeinflussen.

Die Knochenaufbau-Therapie

Einige Medikamente können den Aufbau von Knochen unterstützen, die so mit der Zeit wieder stabil werden. Das sind die sogenannten osteonabolen Wirkstoffe. Umgangssprachlich bezeichnet man den Vorgang auch als „Knochendoping". Dafür werden hauptsächlich die Substanzen Romosozumab und Teriparatid verwendet, im April 2024 kam ein dritter Wirkstoff, Abaloparatid, hinzu. Alle drei gehören in die Gruppe der Biologika. Sie müssen gespritzt werden, da die Stoffe sonst beim Durchgang durch den Darm zerstört würden.

HIGH-TECH-MEDIZIN. Biologika sind gentechnisch hergestellte Medikamente, die aus lebenden tierischen oder menschlichen Zellen gewonnen werden. Sie sind zum Beispiel wirksam bei Autoimmunerkrankungen wie Rheuma und Schuppenflechte oder Krebserkrankungen. Auch Humaninsulin für die Behandlung bei Diabetes ist ein biotechnologisch hergestellter Wirkstoff.

Romosozumab gilt als ein besonders starkes Medikament gegen die Osteoporose, weil es eine doppelte Wirkung auf den Knochen hat. Es hemmt einerseits ähnlich wie die Bisphosphonate den Knochenabbau, andererseits ist es in der Lage, Knochensubstanz neu zu bilden. Zugelassen ist es für Frauen nach den Wechseljahren. Weil das Medikament erst seit kurzem in Deutschland zugelassen ist, existieren bislang keine Langzeiterfahrungen. Bereits jetzt weiß man aber, dass es das Risiko für Herz-Kreislauferkrankungen erhöht. Romosozumab darf daher nicht verordnet werden, wenn Sie schon einmal einen Herzinfarkt oder Schlaganfall hatten. Bei bestehenden Herz-Kreislauf-Erkrankungen sind Risiko und Nutzen der Therapie sehr sorgfältig abzuwägen. Neben der Bedenken wegen möglicher Nebenwirkungen gibt es aber noch ein ganz anderes Problem, von dem Sie wissen sollten: Romosozumab ist mit jährlichen Therapiekosten von rund 10 500 Euro je Patientin das teuerste Osteoporose-Mittel auf dem deutschen Markt. Viele Ärztinnen und Ärzte verschreiben es nur zögerlich, weil sie eine Prüfung der Wirtschaftlichkeit ihrer Verordnungen durch die Kassenärztliche Vereinigung fürchten. Dann müssten sie unter Umständen die Kosten des Medikaments rückerstatten, wenn die kassenärztliche Vereinigung ihre Verordnung als unwirtschaftlich einstuft.

Das andere wichtige „Dopingmittel" heißt Teriparatid. Es ist ein künstlich hergestelltes Hormon und ähnelt einem körpereigenen Botenstoff, dem Parathormon. Teriparatid hat ähnliche Nebenwirkungen wie Bisphosphonate und ist schweren Osteoporose-Fällen vorbehalten. Wenn Ihnen Ihr Arzt das Mittel verordnet, spritzen Sie sich einmal am Tag eine Injektion in das Unterhautfettgewebe. Selbstverständlich bekommen Sie vorher erklärt, wie das gemacht wird. Zugelassen ist es für einen Zeitraum von zwei Jahren sowohl für Männer als auch für Frauen. Auch bei Kortisontherapie ist Teriparatid einer Bisphosphonattherapie in der Senkung des Bruchrisikos überlegen. Das gilt ebenso für Romosozumab.

Osteoanabole Arzneimittel erhielten neuen Schwung im Jahre 2023, als die deutschsprachigen Leitlinien für die Therapie der Osteoporose aktualisiert wurden. In der aktuellen Leitlinie gibt es erstmals eine Schwelle, ab der eine osteoanabole Therapie empfohlen wird. Sie liegt bei einem 3-Jahres-Bruchrisiko von 10 Prozent. Ihre Ärztin oder Ihr Arzt wird anhand der bekannten Risikofaktoren ermitteln, ob das bei Ihnen zutrifft, und Sie dann zu den entsprechenden Leitlinienempfehlungen beraten.

WIE ENTSTEHEN LEITLINIEN? Eine medizinische Leitlinie wird durch ein Gremium aus Expertinnen und Experten unterschiedlicher Disziplinen erstellt. Wissenschaftliche Literatur sowie Studien und Daten aus der gesamten Welt fließen ein. Nach diesen Leitlinien richten sich behandelnde Ärzte und Gesundheitsdienste.

Viele Fachleute haben die Änderung der Leitlinien begrüßt. Denn sollte man bei besonders schweren Fällen nicht alles dafür tun, um den Knochenstoffwechsel so weit wie möglich anzuregen und eine maximale Knochendichte zu erzielen? Dies gelingt mit den beiden „Knochendoping"-Substanzen Romosozumab und Teriparatid so gut wie mit keinem anderen Medikament. Wenn das Risiko, innerhalb der nächsten drei Jahre einen Knochenbruch zu erleiden, für Sie bei zehn Prozent liegt, ist es daher ratsam, eine Knochenaufbau-Therapie anzugehen. Wichtig noch zu wissen: Haben Sie die osteoanabole Behandlung oder auch die Therapie mit Denosumab beendet, brauchen Sie danach unbedingt eine sogenannte Erhaltungstherapie. Das ist in der Regel eine knochenerhaltende, also eine antiresorptive Therapie. Damit erreichen Sie, dass Ihre neuen hohen Knochendichtewerte stabil bleiben.

Weitere Alternativen

Denosumab heißt das Mittel der Wahl, wenn Bisphosphonate zu viele Nebenwirkungen haben. Dieses Medikament gehört wie Romosozumab zu den Biologika und wirkt sehr gut gegen Knochenabbau. Es wird verschrieben für die Osteoporose der Frau und des Mannes, hat aber auch eine Zulassung für Osteoporose, die durch Kortison hervorgerufen wurde. Verabreicht wird es zweimal jährlich als Spritze mit 60 mg unter die Haut. Wie bei den Bisphosphonaten besteht nur ein geringes Risiko, dass das Mittel den Kieferknochen schädigt.

SCHMERZEN IMMER ERNST NEHMEN! Zu den möglichen Nebenwirkungen zählen Oberschenkel-, Hüft- oder Leistenschmerzen. Treten diese bei Ihnen auf, sollten Sie sich medizinischen Rat holen, da ein Bruch Auslöser der Schmerzen sein kann. In diesem Fall muss die Therapie abgebrochen werden.

Die weiteren Nebenwirkungen von Denosumab ähneln denen von Bisphosphonaten. In seltenen Fällen treten Schmerzen in Muskeln und Gelenken auf. Auch Veränderungen des Kalziumhaushalts wurden beobachtet, sodass der Körper bei Denosumab einen ausreichend hohen Kalzium- und Vitamin-D-Vorrat braucht. Sollte der nicht vorhanden sein, müssen beide Substanzen zugeführt werden.

In und nach den Wechseljahren rauscht der Östrogenspiegel in den Keller, in der Folge schwindet die Knochendichte dahin. Warum also nicht einfach eine Hormonersatztherapie machen, um die Knochenmasse wieder aufzubauen? Die Idee klingt zunächst nicht schlecht. Allerdings ist seit Jahren umstritten, ob Hormone wirklich der Weisheit letzter Schluss sind. Zwar können Hormontherapien das Bruchrisiko deutlich reduzieren, falls sie den Östrogenspiegel erhöhen können. Doch gibt es auch ein geringes Risiko für Herzkreislauferkrankungen und Brustkrebs. Raloxifen ist hier eines der bekanntesten Beispiele von Substanzen, die die Wirkung des Östrogens nachahmen und den Knochenabbau bremsen. In der Osteoporose-Therapie werden Ihnen Östrogene nur empfohlen, wenn Sie auf Osteoporose-Medikamente nicht ansprechen oder wenn Sie diese nicht vertragen. Wegen der zahlreichen Wechselwirkungen zwischen Hormonen und anderen Medikamenten sollten Ihre Ärzte in jedem Fall den Nutzen und die Risiken besonders genau prüfen.

Keine Alternativen mehr sind die sogenannten Fluoride. In den vergangenen Jahrzehnten waren sie eine sehr wichtige Medikamentengruppe zur Behandlung der Osteoporose. Das große Plus von Fluoriden ist ihre Fähigkeit, die Knochendichte zu erhöhen. Dies geschieht allerdings nicht durch Knochenaufbau, sondern durch die Einlagerung des Fluors. Leider stellte sich heraus, dass die neugebildeten Knochen auch viel schneller wieder brüchig wurden als normale Knochen. Mit der Zeit hat man aus diesem Grund von dieser Substanzklasse Abstand genommen. Vom Markt genommen wurde auch das Medikament Strontiumranelat. Es erwies sich zum einen als nicht besonders wirksam, zum anderen traten erhebliche Nebenwirkungen auf. Nach der Einnahme kam es auffällig häufig zu Herzinfarkten sowie zu Thrombosen, unangenehmen Hautreaktionen und Krampfanfällen.

Wie komme ich an die Medikamente?

Beim aufmerksamen Lesen der vorausgegangenen Seiten haben Sie sicherlich gemerkt, dass es zuweilen nicht ganz einfach ist, die richtigen Medikamente zu ermitteln. Zu dieser Hürde gesellt sich aber noch ein zweites Hindernis. Es ist in Deutschland nämlich besonders schwierig, eine leitliniengerechte Therapie der Osteoporose zu erhalten. Der Grund liegt in der strikten Trennung zwischen dem ambulanten und dem stationären Sektor. Nach einem Bruch, der im Zusammenhang mit einer Osteoporose steht, ist in der Regel der Krankenhausarzt oder die Krankenhausärztin Ihr erster Ansprechpartner. Bei ihnen sind Sie fast immer in guten Händen. Nach der Heilung des Bruches ist es dann aber eminent wichtig, mit der Osteoporose-Therapie zu beginnen. Und die sollte auch schnell und zeitnah starten, um weitere Brüche zu verhindern. Bedauerlicherweise kommt es auch heute noch häufig vor, dass der Informationsfluss von der Klinik zu den ambulant tätigen Ärztinnen und Ärzten stockt. Mit der Folge, dass in Deutschland viel weniger Menschen eine leitliniengerechte Therapie erhalten, als es in vielen anderen europäischen Ländern der Fall ist. Dieses Dilemma verstärkt sich noch durch die Art und Weise, wie hierzulande die Verordnung von Medikamenten reguliert wird. Niedergelassenen Ärzte verfügen nämlich nur über ein bestimmtes Budget an Arzneimitteln, das von den kassenärztlichen Vereinigungen in den einzelnen Bundesländern überprüft wird. Das Budget dürfen die Ärzte nicht überschreiten, da sie sonst die Arzneimittel selber bezahlen müssen. Nun kosten aber osteoanabole Medikamente sehr viel mehr als antiresoptive Arzneimittel. Deswegen verschreiben Ärztinnen und Ärzte knochenaufbauende Medikamente eher ungern. Es ist dann auch ein bisschen Glück dabei, einen Spezialisten zu finden, der sich mit der komplexen Praxis der Verschreibungen auskennt und Ihnen verschiedene Alternativen aufzeigen kann. Häufig sind das Ärztinnen und Ärzte, die eine Zusatzausbildung als Osteologe oder Osteologin gemacht haben. Auf der Internetseite des DVO (Dachverband Osteologie) können Sie in Ihrer Region nach Osteologen suchen. Sie können sich auch bei Osteoporose-Selbsthilfegruppen Unterstützung holen. Deren Mitglieder wissen oft aus eigener Erfahrung, welche Ärzte oder Ärztinnen die Erkrankung gut behandeln.

PROFIS FÜR KNOCHENERKRANKUNGEN. Die Osteologie beschäftigt sich mit der Behandlung von Knochenerkrankungen, vor allem mit Osteoporose. Es sind meist Orthopäden, Unfallchirurgen, Internisten, Rheumatologen, Geriater und Endokrinologen, die eine Zusatzausbildung zum Osteologen machen. Zertifiziert werden sie vom Dachverband Osteologie, DVO e.V., dem Dachverband aller wissenschaftlichen Fachgesellschaften in Deutschland, Österreich und der Schweiz. Auch Praxen und Kliniken können eine Zertifizierung erhalten.

Natürlich bietet die Zusatzbezeichnung Osteologe keine hundertprozentige Garantie, die beste Behandlung und die richtigen Medikamente zu erhalten. Aber die Wahrscheinlichkeit dafür ist doch relativ hoch. Sie sollten Ihre Ärzte auf jeden Fall um ein Gespräch bitten, wenn Sie den Eindruck gewinnen, dass sie Ihnen ein unter Umständen sinnvolles, aber zu teures Medikament nicht verschreiben wollen. Das gilt natürlich ebenso im umgekehrten Fall, wenn Ihnen also ein Medikament verschrieben wurde, Sie aber noch Zweifel haben. Denn es zählen nicht allein medizinische Fakten, auch Ihre Unsicherheiten und Sorgen sollten ernst genommen werden. Zur Vorbereitung auf den nächsten Arzttermin können Sie den Fragebogen auf Seite 56 nutzen. In Zweifelsfällen können Sie eine Zweitmeinung einholen und wenn nötig einen Arztwechsel in Erwägung ziehen.

Dranbleiben lohnt sich

Bedauerlicherweise ist die Anzahl der Menschen, die ihre Therapie abbrechen, auch bei Osteoporose besonders hoch. Das liegt zum einen daran, dass niemand gern jahrelang Medikamente einnimmt. Zum anderen ist Osteoporose eine Krankheit, die gerade in den frühen Stadien von den Betroffenen überhaupt nicht bemerkt wird. Sie sehen keinen Erfolg, wenn sie Medikamente bekommen, aber auch keinen Misserfolg, wenn sie sie nicht einnehmen. Natürlich brechen die wenigsten Menschen ihre Therapie plötzlich ab, meist ist es ein schleichender Prozess. So können zum Beispiel anhaltende Schmerzen ein Grund sein, weil auch bei fortgeschrittener Osteoporose knochenaufbauende oder -erhaltende Medikamente meistens keine Schmerzen lindern. Es ist daher besonders wichtig, dass Sie Ihre Behandlung mit einer wirksamen Schmerztherapie unterstützen. Hier helfen nicht nur Schmerzmedikamente, sondern auch andere Maßnahmen wie Krankengymnastik und Physiotherapie sowie regelmäßige Körperübungen und Sport. Falls das in Ihrer Behandlung bisher noch keine Rolle spielt, sprechen Sie Ihre Ärzte darauf an.

Manche Menschen wollen vielleicht auch Medikamente nicht mehr einnehmen, weil sie die Art und Weise der Einnahme nicht mögen oder es lästig finden, Tabletten zu nehmen und eine halbe Stunde in aufrechter Haltung stehen zu bleiben. Für die meisten Patienten sind es jedoch die Nebenwirkungen der Medikamente, die sie dazu bringen, diese ganz abzusetzen, anstatt ein alternatives Medikament zu suchen. Das ist nachvollziehbar, doch sollten Sie sich vor einer solchen Entscheidung unbedingt die möglichen Folgen eines Therapieabbruchs klarmachen. Zukünftige Knochenbrüche werden wahrscheinlicher. Sie laden sich unnötige Beschwerden und Schmerzen auf und können sich vielleicht einige Zeit schlecht bewegen. Bleiben Sie besser bei der Stange und setzen Sie Medikamente nicht eigenmächtig ab. Denn es ist tatsächlich so, dass die spezifischen Medikamente bei Osteoporose sehr wirksam sind. Sollte das einmal nicht der Fall sein, können Sie mit sehr großer Wahrscheinlichkeit eine andere Substanzklasse erhalten. Scheuen Sie sich nicht, mit Ärztinnen und Ärzten über Ihre Ängste und Probleme zu sprechen. Patientinnen aufzuklären und über alternative Therapien zu informieren, gehört zur ärztlichen Heilkunst genauso wie die eigentliche Behandlung. Es gibt fast immer eine Lösung, um die Medikation Ihrer Lebenssituation anzupassen.

IST DAS FÜR MICH DER RICHTIGE WEG?

Sind Sie unsicher, ob Sie die optimale Therapie erhalten? Bereiten Sie sich mit diesen Fragen auf das Arztgespräch vor.

Wie schätzt mein Arzt mein Frakturrisiko ein? Sehe ich das auch so – falls nein, warum?

Zu welchen Medikamenten wird mir geraten? Wie stehe ich dazu?

Falls Sie Medikamente möchten: Warum? Und warum sieht Ihr Arzt das ggf. anders?

Was würden Sie gern noch einmal erklärt bekommen?

Welche Sorgen und Befürchtungen haben Sie bzgl. der Therapieempfehlung?

Falls Sie eine Zweitmeinung einholen wollen, was erhoffen Sie sich davon?

Genau hinschauen: Medikamente im Check

Es gibt auch Medikamente,
die den Knochen schaden.
Manchmal sind sie unbedingt nötig.
Manchmal geht es auch ohne.

Medikamente helfen bei vielen Erkrankungen, manchmal retten sie uns sogar das Leben. Sie haben aber bekanntlich auch oft Nebenwirkungen. Welche das bei Osteoporose-Medikamenten sein können, haben Sie gerade erfahren. Hier soll es nun um andere Medikamente gehen, die Sie eventuell aufgrund anderer Erkrankungen einnehmen. Leider ist es so, dass es viele Medikamente gibt, die den Stoffwechsel des Knochens negativ beeinflussen. Zuweilen so sehr, dass die Mineralstoffe des Knochens in eine Schieflage geraten und es zu einer manifesten Osteoporose kommt. Manifest heißt, dass bereits ein Knochen gebrochen ist. Wie der erste Rat zu diesem Thema lautet, ahnen Sie vielleicht bereits: Auch wenn Sie erfahren, dass Ihre Medikamente Ihren Knochen schaden können, setzen Sie sie niemals ohne ärztliche Rücksprache ab! Mehr darüber, was Sie stattdessen tun können, erfahren Sie gleich. Werfen wir zunächst einen Blick auf potenziell knochenschädigende Medikamente.

Mögliche Knochenfeinde

Antidepressiva: Gerade alte Menschen bekommen schnell Antidepressiva verschrieben. Die Mittel beeinflussen allerdings den Knochenstoffwechsel in erheblicher Weise, sodass das Risiko, an einer Osteoporose zu erkranken, deutlich ansteigt. Darüber sollten Sie unbedingt mit Ihrem Arzt sprechen. Es kommen vielleicht auch sanftere Arzneimittel oder eine Psychotherapie infrage.

Kortison: Ein großes Problem ist unter anderem die hochdosierte Einnahme von Kortison über eine längere Zeit. Kortison zählt zu den Medikamenten, die den Knochen am stärksten schädigen können. Besonders betroffen sind Frauen nach der Menopause. Fast 50 Prozent aller Frauen, die eine Langzeittherapie mit Kortison haben, also mehr als drei Monate Kortison bekommen, erkranken später an Osteoporose. Aber auch eine niedrige Dosierung an Kortison über einen längeren Zeitraum kann unter Umständen den Knochen schädigen. Haken Sie also bei Ihrem Arzt nach, ob die Einnahme noch nötig ist oder ob nicht zumindest eine geringere Dosis ausreichen würde. Bei vielen Erkrankungen gibt es zudem Alternativen zu Kortison.

Magenschutz (Pantoprazol): Bestimmte Wirkstoffe hemmen die Abgabe von Magensäure, dazu gehören insbesondere die sogenannten Protonenpumpeninhibitoren. Sie stören auch die Aufnahme von Kalzium aus der Nahrung. Wer sie länger als drei Monate nehmen muss, erhöht sein Osteoporoserisiko. Das bekannteste Mittel aus dieser Gruppe ist Pantoprazol. Es gilt heutzutage immer noch als genereller Magenschutz bei Sodbrennen oder Aufstoßen. Häufig wird dieses Medikament aber ohne Indikation verschrieben, das heißt, ohne dass es wirklich angebracht wäre. In Österreich gibt es eine Initiative mit dem Namen „Schutz vor dem Magenschutz". Sie klärt die Öffentlichkeit darüber auf, dass Pantoprazol nicht nur die Ausschüttung von Magensäure blockiert, sondern auch die Aufnahme von Kalzium massiv beeinflusst. Wird dieses Medikament ohne Grund über lange Zeit eingenommen, erhöht sich das Bruchrisiko.

Antiepileptika: Diese Medikamente sind ein Segen für Menschen, die an Epilepsie leiden. Sie verhindern Anfälle und damit indirekt auch Brüche, zu denen es bei einem Anfall kommen kann. Solche Mittel hemmen aber leider auch die Mineralisierung des Knochens, sodass ein erhöhtes Risiko besteht, an Osteoporose zu erkranken. Mineralstoffe können das Risiko aber reduzieren. Bei Epilepsie sollten Sie daher schon früh beginnen, zusätzlich Kalzium und Vitamin-D-Tabletten einzunehmen.

Krebsbehandlung: Auch die Behandlung von Erkrankungen wie Brust- oder Prostatakrebs kann zu einer Osteoporose führen. Eine Chemo- oder Strahlentherapie ist hier häufig notwendig. Sie bekämpft aber leider nicht nur die bösartigen Zellen, sondern greift unter Umständen auch den Knochen an. Die Strahlentherapie schädigt direkt die knöchernen Zellstrukturen an dem bestrahlten Knochen. Im Gegensatz dazu lässt eine Chemotherapie die Knochen im gesamten Körper porös werden. Oftmals müssen beide Therapieformen zusammen angewandt werden, weil sie eine bewährte Therapie bei Krebserkrankungen sind. Zum Glück sind Strahlen- und Chemotherapie heute im Vergleich zu den vergangenen Jahrzehnten sehr präzise geworden und deutlich weniger schädlich für den Knochen als früher. Spezielle Medikamente gegen Brustkrebs, sogenannte Aromatasehemmer, reduzieren ebenfalls die Knochendichte. Gleiches gilt für die antihormonelle Therapie beim Mann, die häufig bei Prostatakrebs erfolgt. Auch sie erhöht das Bruchrisiko.

Schilddrüsenhormone: Auch Schilddrüsenhormone können möglicherweise eine Osteoporose begünstigen. Wenn Sie zum Beispiel aufgrund einer Unterfunktion der Schilddrüse das Hormon Thyroxin einnehmen, sollten Sie Ihre Schilddrüsenwerte regelmäßig kontrollieren lassen. Eine zu hohe Dosierung von Thyroxin erhöht nachweislich das Bruchrisiko.

Immunsuppressiva: Sehr wichtig sind regelmäßige Untersuchungen, wenn Ihnen ein Organ transplantiert worden ist. Denn damit der Körper das neue Organ akzeptiert, sind sogenannte immunsuppressive Medikamente nötig. Diese schwächen aber nicht nur das Immunsystem, sondern auch den Knochenstoffwechsel.

Das sollten Sie tun

Das war nun eine sehr lange Liste – und auch eine ziemlich bunte Mischung. Das bezieht sich einerseits auf den Einfluss der Medikamente auf Ihre Knochen. Während manche das Osteoporose-Risiko nachweislich massiv erhöhen, etwa Kortison, ist der Einfluss in anderen Fällen vielleicht eher schwach und noch relativ unklar, etwa bei den Schilddrüsenhormonen. Zum anderen unterscheiden sich die Medikamente aber auch in ihrem Nutzen und ihrer Wichtigkeit: An einer lebensrettenden Krebstherapie führt mitunter kein Weg vorbei, auf ein Mittel gegen Sodbrennen kann man hingegen durchaus verzichten. Wobei die Frage, wie „wichtig" ein Medikament ist, immer im Einzelfall beantwortet werden muss. So werden beispielsweise psychische Erkrankungen nach wie vor häufig unterschätzt, aber Tatsache ist, dass für manche Menschen ein Antidepressivum lebensrettend sein kann.

Wie gehen Sie also mit diesem Wissen über potenzielle Knochenfeinde um? Wichtig ist, dass Sie darüber mit Ihren Ärzten sprechen. Eventuell sind mehrere Fachärzte involviert. Entscheidend ist, dass alle an Ihrer Behandlung Beteiligten über sämtliche Medikamente, die Sie einnehmen, Bescheid wissen. Das betrifft ausdrücklich alle Medikamente, nicht nur die hier aufgeführten. Bei Arztterminen sollten Sie immer Ihren Medikamentenplan zur Hand haben, der allen zusteht, die drei oder mehr Medikamente einnehmen müssen. Seit 2020 ist es auch möglich, Informationen über medikamentöse Behandlungen elektronisch auf der Gesundheitskarte zu speichern.

Wie es dann weitergeht, ob ein Medikament beispielsweise abgesetzt oder durch ein anderes ersetzt werden kann, ist, wie schon erwähnt, sehr individuell. Wichtig ist vor allem, dass das Für und Wider gut abgewogen wird. Sie sollten in die Entscheidung einbezogen werden, was voraussetzt, dass Ihnen die Vor- und Nachteile und mögliche Alternativen gut erklärt werden. Scheuen Sie sich nicht, Fragen zu stellen. Lassen Sie sich nicht entmutigen, falls sich letztlich herausstellt, dass Sie ein Medikament, das negativen Einfluss auf Ihre Knochen hat, weiterhin benötigen. Auch dann gilt: Sie können viel tun! Es lohnt sich auf jeden Fall, gegen Osteoporose aktiv zu werden. Wie wichtig beispielsweise Bewegung ist, erfahren Sie im nächsten Kapitel.

BEWEGUNG IST DAS A UND O

Egal ob Sport, ein aktiver Alltag oder Physiotherapie – jede Art von Bewegung ist sinnvoll bei Osteoporose. Erfahren Sie, welche Sportarten geeignet sind, wie Sie mit Übungen gezielt trainieren und was Sie dabei beachten sollten.

Starke Muskeln für Ihre Knochen

Toll, was Bewegung alles kann. Sie stärkt erstens Ihre Muskulatur und zweitens Ihre Knochen.

Das trifft leider auf alle Menschen zu: Schon ab dem 35. Lebensjahr geht's mit unseren Knochen bergab. Dann schwindet allmählich die Knochenmasse. Ein Mittel, um dagegen etwas zu tun, ist körperliche Aktivität. Denn damit Knochen wieder stark werden, müssen sie belastet werden. Zum Glück sind Knochen ein lebendes Gewebe, sie reagieren auf äußere Einflüsse. Der Druck oder die Belastung auf Knochen wird in der Medizin Schlüsselreiz genannt. Spezielle Sensoren in den Knochenzellen messen, wie stark der Knochen beansprucht wird. Nimmt die Belastung zu, bekommen die Zellen das Signal zum Knochenerhalt. Allerdings muss dieser Reiz immer wieder ausgelöst werden, um den Knochenabbau zu stoppen. Es gilt die Devise „use it or loose it" (benutze es oder verliere es). Wir brauchen Bewegungen, die beständig den Knochen ausreichend belastet, ohne andere Körperregionen dabei zu schädigen. Hier gilt: Sport ist grundsätzlich gut, manche Sportarten sind bei Osteoporose aber effektiver als andere. Schwimmen zum Beispiel trainiert zwar wunderbar die Ausdauer, aber nicht die Muskeln und die Gelenke.

Trainieren sollten Sie vor allem die Stellen, an denen sich ein Gewinn an Knochenmasse besonders auszahlt. Dazu zählen Oberschenkel und Wirbelsäule, weil es hier am leichtesten zu Brüchen kommen kann. Zur Wahrheit gehört aber auch, dass die Trainingsreize kontinuierlich gesteigert werden müssen, damit sie auf die Knochen wirken. Sie müssen die normalen Belastungen im Alltag wie Treppensteigen und Einkaufstütentragen deutlich übersteigen. Das heißt, bei Kraftübungen gehen Sie bis zur Belastungsgrenze, aber nicht darüber hinaus. Noch eine andere wichtige Tatsache sollten Sie sich vor Augen halten: Werden die Übungen unterbrochen, bilden sich die positiven Effekte leider wieder zurück.

Die Zunahme an Knochenmasse hängt natürlich auch davon ab, wie niedrig oder hoch die Werte der Knochendichtemessung sind. Je höher die Werte bereits sind, um so geringer sind die Gewinne, die bei einem Training noch erzielt werden können. Außerdem hat jedes biologische System eine genetische Voreinstellung. Das gilt sowohl für die maximal erreichbare körperliche Leistungsfähigkeit als auch für die Knochenmasse.

IM ALL. Wegen der fehlenden Schwerkraft leiden Astronauten besonders unter Muskel- und Knochenabbau. Ohne Training verlieren sie bis zu 15 Prozent Knochensubstanz in zwei Wochen. Weil die Muskeln kein Gewicht tragen müssen, werden sie auch nicht belastet und beginnen, Muskelzellen abzubauen. Vor allem Arm- und Beinmuskeln werden schwächer. Astronauten müssen daher auch im Weltall täglich Kraftübungen machen.

Nicht nur der Druck auf den Knochen hilft, den Knochenabbau zu stoppen. Auch die sogenannten Zugwirkungen durch die Muskulatur tragen ihren Teil bei. Wichtig sind hier die Sehnen, sie verbinden die Muskeln mit den Knochen. Wenn sich durch eine Bewegung der Muskel zusammenzieht, wird der Zug an die Sehne weitergeleitet. Vergleichbar mit den Fäden einer Marionette überträgt sie dann die Bewegung auf den Knochen. Das löst – genau wie bei der Vollbelastung des Knochens – einen Schlüsselreiz aus. Der Befehl an die Knochen lautet jetzt: nicht mehr ab-, sondern aufbauen. Der Ansatz für die Sehnen liegt vor allem im Innern der Knochen nahe an den Gelenken. Hier ist der Knochen wie ein Schwamm aufgebaut. Insgesamt besteht der Knochen aus einer festen Außenwand und einer vernetzten, leichten Innensubstanz. Quasi ein Leichtbauprinzip, ähnlich wie bei einem Baukran, der leicht wirkt und trotzdem stabil ist. Die inneren Verzweigungen im Knochen stabilisieren auch die relativ dünne Knochenhaut. Sie ist im Schaft des Knochens, im Röhrenknochen, deutlich dicker. Gerade an diesen Stellen ist die Bruchgefahr aber auch besonders hoch, weil hier viel Knochensubstanz abgebaut wird. Wir müssen also den „Schwammteil" der Knochen mit unseren Bewegungen erreichen, um seine Stabilität zu bewahren. Und so wie der stete Tropfen den Stein höhlt, sollte die Belastung auch eine sich ständig wiederholende sein. Das erreicht man zum einen mit Sport und zum anderen mit Aktivitäten des täglichen Lebens. Zwar lässt sich damit nicht die Knochendichte erhöhen, sie machen die

GANZ EINFACH MEHR BEWEGUNG

Es muss nicht immer gezieltes Training sein. Ihr Alltag bietet viele Gelegenheiten, sich fitzuhalten. Hier ein paar Ideen.

- Gehen Sie beim Spaziergang kurze Strecken schneller als üblich, damit der Puls angeregt wird. (Stärkt Schnellkraftmuskulatur, Herz und Kreislauf.)
- Beim Ausräumen der Spülmaschine können Sie für jeden Teller und jede Tasse einzeln in die Knie gehen. Strecken Sie dann die Beine wieder, räumen Sie den Teller oder die Tasse weg. (Kräftigt Oberschenkel und Gesäß.)
- Halten Sie sich beim Einkaufen am Einkaufswagen fest, stellen Sie sich auf die Zehenspitzen und senken Sie die Füße wieder ab. (Kräftigt die Beine und die Waden.)
- Stehen Sie beim Zähneputzen abwechselnd auf dem rechten, dann auf dem linken Bein. Halten Sie sich zur Sicherheit am Waschbecken fest. (Kräftigt Beine, trainiert Gleichgewicht und Kraftausdauer.)
- Der Klassiker: Treppe statt Aufzug nehmen – oder sogar einmal mehr Treppen steigen als nötig. Für Ihre Sicherheit nutzen Sie den Handlauf. (Kräftigt Beine und regt Stoffwechsel an.)
- Stehen Sie fünf- bis achtmal vom Stuhl auf und setzen Sie sich wieder hin, wenn möglich ohne Hilfe der Hände. (Gut für Oberschenkel und Gesäß.)
- Wichtig für alle, die zum Beispiel bei der Arbeit viel sitzen: Stehen Sie immer mal wieder auf und gehen Sie ein paar Schritte. Laufen Sie beispielsweise umher, während Sie telefonieren.
- Bevor Sie ins Auto steigen: Überlegen Sie, ob diese Strecke auch zu Fuß zurückgelegt werden kann. Falls ja, lassen Sie das Auto einfach mal stehen.
- Auch das Zurücklegen mittellanger Wegstrecken mit dem Fahrrad ist gut für den Bewegungsapparat und den Kreislauf. Wichtig: Bei unsicherem Gefühl rechtzeitig auf ein dreirädriges Fahrrad umsteigen.
- Gartenarbeit ist ein effektives kleines Workout an der frischen Luft (Vitamin D!). Falls in Ihrem Garten bisher wenig zu tun ist, überlegen Sie, ob Sie etwas Neues anpflanzen und Ihren Garten beleben wollen.

Knochen aber auf jeden Fall belastbarer. Und manchmal kann es ganz einfach sein, mehr Bewegung in den Alltag einzubauen. Ein paar Anregungen finden Sie auf der gegenüberliegenden Seite. Mit diesen Übungen kommen Sie nahe an die Vollbelastung heran, vorausgesetzt, Sie machen sie täglich.

Ein Muskeltraining unterstützt zum einen den Knochenstoffwechsel, zum anderen hilft es, mobil zu bleiben. Muskeln altern nämlich noch schneller als Knochen, bereits ab dem 30. Lebensjahr fängt der Abbau der Muskelmasse an. Die Zahl und der Durchmesser der Muskelfasern nehmen ab. Besonders die Anzahl der Muskelfasern vom Schnellkraft-Typ – also die Muskelfasern, die für die Entwicklung der Maximalkraft verantwortlich sind – sinkt, aber auch die Muskeln des Skeletts, das unseren Körper stützt, werden konstant weniger. Muskel wird durch Fettgewebe ersetzt. Auch hier gilt: Sowohl Sport als auch mehr Bewegung im Alltag verhindern, dass die Muskelfasern rapide dahinschwinden. Wer es schafft, die Belastung hoch zu halten, hat beste Chancen, den Abbau der Knochen und Muskelfasern zu stoppen.

Auf gar keinen Fall

Bis hierhin hatten wir uns mit zwei Vorteilen von körperlichen Aktivitäten beschäftigt. Es gibt aber noch einen dritten großen Pluspunkt. Mehr Bewegung stärkt auch das sogenannte Sensorium, das mit zunehmendem Alter zu schwächeln beginnt. Mit diesem Begriff werden in der Medizin Sinnesorgane oder auch Sinneszentren bezeichnet. Es ist so: Ganz langsam verteilt über viele Lebensjahre verliert die Haut ein bisschen von ihrer Empfindungsfähigkeit, auch der Lage- und Bewegungssinn nimmt ab. Das ist eine Art körpereigenes Navigationssystem, mit dem wir die Lage unseres Körpers im Raum und Geschwindigkeiten und deren Richtungen einschätzen können. Oft lässt auch die Sehkraft nach. Wir hören schlechter und können deswegen unser Gleichgewicht nicht mehr so gut halten. Alle diese Verluste zusammen mit der abnehmenden Schnellkraftmuskulatur führen dazu, dass die Reaktionsgeschwindigkeit nachlässt. Die Folge: Das Risiko für Stürze erhöht sich. Ältere Menschen bewegen sich grundsätzlich langsamer, sie stehen häufiger mit beiden Beinen auf dem Boden, weil sie nicht mehr so lange Schritte machen. Typisch ist die Veränderung der Rumpfhaltung. Der Rumpf ist nach vorn gebeugt, die Arme schwingen während des Gehens deutlich weniger mit als dies bei jüngeren Menschen der Fall ist. Die unsichere Gangart lässt sich aber verhindern, wenn Knochen, Muskeln und Nerven wieder gut zusammenspielen. Zum Glück gibt es viele Übungen, um Gleichgewicht und Balance zu trainieren und Stürze und Schlimmeres zu vermeiden. Einige davon sind ganz einfach. Sie können zum Beispiel auf einer geraden Linie mit möglichst kleinen Schritten langsam vorwärts gehen, zum Beispiel auf einer Fliesen- oder Parkettfuge oder auf einem Teppichmuster.

IM GLEICHGEWICHT. Auch diese Gleichgewichtsübung ist leicht durchzuführen: Stehen Sie mit dem Rücken zu einem Fenster. Die Füße bleiben an Ort und Stelle, jetzt den Oberkörper so weit wie möglich nach hinten drehen und aus dem Fenster schauen. Etwa fünfmal auf jeder Seite wiederholen.

Weitere Übungen, die helfen, Stürze zu verhindern, sind beispielsweise der Einbeinstand, der Fersengang oder das Stehen auf einem instabilen Untergrund und Kraftübungen für die Beine und die Rumpfmuskulatur. Einige Beispielübungen finden Sie auf Seite 71, mehr über Gleichgewichtstraining lesen Sie auf Seite 101. Es ist aber auch kein Problem, falls Sie solche Übungen nicht mehr mitmachen können. Dann hilft Ihnen ein Vibrationstraining, mit dem gute Erfolge erzielt werden.

Alternative: Vibrationstraining

Vor 40 Jahren haben es schon Astronauten genutzt, um nach der Rückkehr zur Erde wieder Skelett und Knochen zu belasten. Denn Weltall verloren die Astronauten eine erhebliche Menge an Knochenmineralmasse. Es gibt Vibrationsgeräte, bei denen sich die Platte aktiv unter den Füßen bewegt, aber auch passive Platten, die durch das eigene Körpergewicht in Bewegung gebracht werden. Eingesetzt werden die Geräte bei Osteoporose, zur Vorbeugung bei Bewegungsmangel, bei Immobilität oder auch bei Muskelschwäche. Das gleichmäßige Rütteln des Gerätes belastet kontinuierlich und gleichmäßig den ganzen Bewegungsapparat, also Knochen, Gelenke, Bänder, Sehnen sowie Muskeln und Faszien. So trainieren Sie quasi in einem Schwung gleich drei Gewebetypen: Knochen, Muskeln und Nerven. Die LIV (Low-Intensity Vibration) ist speziell darauf ausgelegt, den Körper mit nicht mehr als der Last des eigenen Gewichts zusätzlich zu belasten. Starten Sie aber bitte nicht eigenhändig mit dem Training, sondern lassen Sie sich eine Einweisung geben. Ein Vibrationstraining wird nämlich vor allem im Fitnessbereich zum Muskelaufbau benutzt. Muckis wie sie von Kraftsportlern und -sportlerinnen angestrebt werden, sind aber nicht das Ziel. Ein derartiges Training würde Ihren Knochen mehr schaden als nutzen. Das Training auf den Rüttelplatten beugt auch Stürzen vor.

Die Schule für den Rücken

Andere Übungen sind nötig, wenn sich aufgrund einer Osteoporose bereits die Körperhaltung verändert hat (zum Beispiel durch Größenverlust, Hohlkreuz, Rundrücken, verkürzten Rumpf). Jetzt kommt es in erster Linie auf den Rücken an. Die wichtigste Regel kennen Sie schon: Immer in Bewegung bleiben. Achten Sie dann vor allem auf Ihre Körperhaltung. Den Rücken gerade halten, soweit es möglich ist, und beim Bücken und Heben in die Hocke gehen. Wenn Sie etwas hochheben, sollten die Körperteile gleichmäßig belastet werden. Denken Sie daran, dass der Bereich zwischen Brust- und Lendenwirbelsäule am stärksten belastet wird, hier treten auch die meisten Brüche auf. Schwere Sachen daher am besten dicht am Körper tragen. Vermeiden Sie möglichst ein Hohlkreuz, wenn Sie aufrecht stehen. Wenn Sie unter Beschwerden im Hohlkreuz leiden, sollten Sie, wenn Sie stehen, ein Bein im Hüft- und Kniegelenk leicht beugen. Das hilft, die Krümmung der Lendenwirbelsäule abzuflachen. Eine schlechte Idee sind Überkopfarbeiten wie die Zimmerdecke malern oder ein Leuchtmittel oben an der Decke auswechseln. Sie können Hohlkreuzbeschwerden verstärken.

Wenn Sie bereits einen Wirbelkörperbruch erlitten haben, sind alle Bewegungen tabu, die Ihre Wirbelsäule stauchen könnten, wie ein Sprung von einer Treppe. Zu Problemen können Erschütterungen führen, wie sie manchmal während Turbulenzen in Flugzeugen oder bei holpriger Fahrweise in Autos auftreten. Achten Sie auch auf unebene Böden. Ihre Wirbelsäule leidet, wenn Ihr Fuß beim Wandern von einem großen Ast abrutscht. Nachts kann es sinnvoll sein, in der Seitenlage mit angewinkelter Hüfte und Knien zu schlafen, um die Krümmung der Lendenwirbelsäule auszugleichen. Sind Sie ein Rückenschläfer, legen Sie am besten Rollen oder Kissen unter Knie- und Hüftgelenke.

AKTIVES SITZEN. Zu viel sitzen ist bekanntlich für alle ungesund, besonders aber für Menschen mit Osteoporose. Probieren Sie aktives Sitzen aus. Das bedeutet, Sitzgelegenheiten mit seitlicher Abstützung wählen, sich an einem Tisch mit den Armen abstützen, immer zwischen seitlicher und vorderer Armabstützung hin und her wechseln und den Rücken gerade halten. Auch gut: zwischendurch mal aufstehen.

Last but not least gehört zur Rückenschule auch die tägliche Gymnastik und eine Sportart, zum Beispiel Gehen, Wandern oder Tanzen. Mehr darüber, wie Sie Ihren Rücken schonen können, sowie weitere Übungen finden Sie auch im fünften Kapitel auf Seite 156.

Noch mehr Motivation!

Ist es nicht toll, dass Sie mit Sport und Bewegung viel für Ihre Knochen tun können? Hinzu kommt: Körperlich aktiv heißt nicht automatisch, dass Sie eine Sportart betreiben oder bestimmte Übungen ausführen müssen. Wie schon erwähnt, zählen auch ganz normale alltägliche Bewegungen dazu, zum Beispiel Treppensteigen anstatt Aufzugfahren oder Fahrradfahren anstatt Autofahren. Sie können, wenn regelmäßig ausgeführt, die körperliche Belastbarkeit erhöhen. Sobald Sie die Treppen nicht mehr hochschnaufen müssen, fühlen Sie sich insgesamt fitter und zufriedener. Denn mehr Bewegung tut nicht nur der Knochengesundheit Gutes. Es gibt noch eine Menge anderer Vorteile. So senkt regelmäßige Bewegung auch das Risiko von anderen, teilweise schwerwiegenden Erkrankungen wie Krebs. Auch das Risiko eines frühzeitigen Todes sinkt erheblich. Bewiesen wurde das durch Studienteilnehmende, die nach den sogenannten Physical Activity Guidelines for Americans trainierten, einem Trainingsplan für Menschen ab 65 Jahren.

Vom Kopf bis zu den Füßen profitiert der ganze Körper von regelmäßigem Training und Sport. Das gilt besonders für Herz und Lunge. Zwar nimmt zunächst der Herzschlag zu, weil der Körper

ÜBUNGEN, UM STÜRZEN VORZUBEUGEN

Mit diesen einfachen Übungen können Sie
Ihr Gleichgewicht und Ihre Stabilität verbessern.

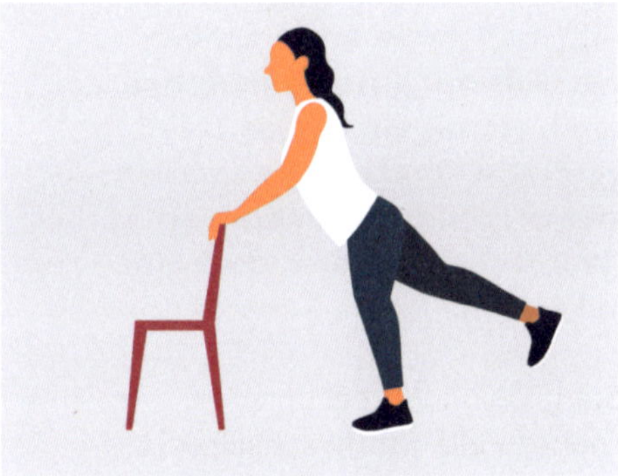

Einfache Standwaage: Halten Sie sich an der Rückenlehne eines Stuhls fest. Spreizen Sie ein Bein gestreckt nach hinten ab, das Standbein bleibt leicht gebeugt. 10-mal pro Bein wiederholen.

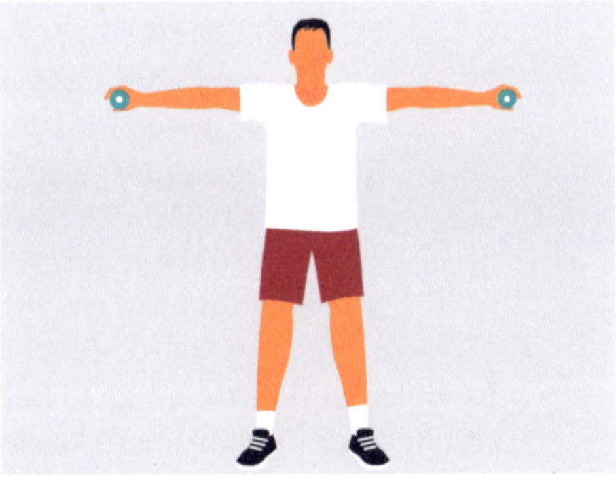

Koffer heben: Nehmen Sie kleine Hanteln oder 0,5-Liter-Flaschen. Heben Sie Ihre gestreckten Arme, bis Sie 90 Grad erreicht haben. Halten Sie die Position für 2 bis 3 Sekunden. 4-mal wiederholen.

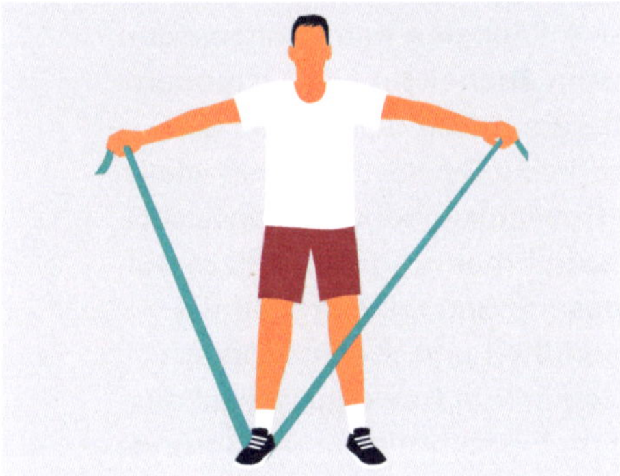

Frontheben: Stellen Sie sich mit geradem Oberkörper mit einem Fuß auf die Mitte eines Trainingsbandes. Heben Sie Ihre gestreckten Arme von der Hüfte bis zur Schulter an. 10-mal pro Bein wiederholen.

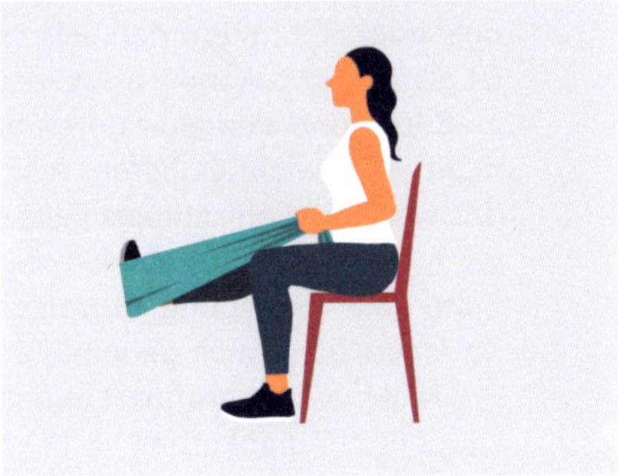

Beinstrecker: Setzen Sie sich, nehmen Sie ein Trainingsband in beide Hände. Stellen Sie einen Fuß auf das Band. Strecken Sie das im Band befindliche Bein abwechselnd durch und winkeln es wieder an.

mehr Sauerstoff benötigt. Aber der Herzmuskel wächst und passt sich an die neue Belastung an, genau wie die Muskeln von Armen, Beinen und Rücken. Eine gute Fitness versorgt die Muskulatur besser mit Sauerstoff und steigert unsere Leistungsfähigkeit. Die Lunge dehnt sich ebenfalls aus. Sie kann mehr Sauerstoff aufnehmen mit dem Ergebnis, dass wir bei Anstrengung nicht so schnell außer Puste geraten. Mit einer derart gestärkten Lunge sind wir weniger anfällig für Lungenerkrankungen.

SCHLAFEN SIE GUT! Falls Sie manchmal unter Schlafstörungen leiden, ist das ein weiterer guter Grund, sich mehr zu bewegen. Denn durch ein regelmäßiges Training gelingt es, einen klaren Tag-Nacht-Rhythmus zu bewahren. Wenn Sie sich nach einem Training angenehm erschöpft fühlen, steigt die Wahrscheinlichkeit, dass Sie gut ein- und durchschlafen können.

Es ist keine Übertreibung zu behaupten: Wenn wir bei unseren Übungen am Ball bleiben, kommen nahezu alle Stoffwechselprozesse des Körpers ordentlich in Schwung. Menschen mit Stoffwechselerkrankungen wie dem Diabetes mellitus Typ 2 schaffen es durch körperliches Training, ihren Insulinbedarf erheblich zu verringern sowie das Risiko für die gefürchteten Folgen, zum Beispiel Herz-Kreislauf-Erkrankungen zu reduzieren. Apropos Gewicht: Weniger davon ist für viele Menschen ein Segen. Dass sich dann Bewegung besonders lohnt, um den überflüssigen Kilos den Kampf anzusagen, ist allgemein bekannt. Doch viele (wenn auch nicht alle) Osteoporose-Betroffene sind eher unter- als übergewichtig, sollen also gar nicht an Gewicht verlieren. Also doch keine Bewegung? Keinesfalls, das wäre ein Fehlschluss! Falls eine Gewichtszunahme angestrebt wird, gelingt das durch eine angepasste Ernährung (Tipps dazu auf Seite 119). Bewegung ist trotzdem gesund und wichtig – für die Knochen, aber auch generell für Gesundheit und Wohlbefinden.

Nicht zuletzt profitiert auch Ihr Gehirn von Bewegung, weil die Durchblutung ankurbelt wird, was dem Gedächtnis auf die Sprünge hilft. Die alten Römer wussten es bereits und sprachen von „mens sana in corpore sano“, einem gesundem Geist in einem gesunden Körper. Heilung durch Bewegung ist keine esoterische Übertreibung, sondern harte Wissenschaft. Viele Studien weisen auf die positiven Effekte hin, die körperliche Aktivitäten auf die psychische Gesundheit und das Wohlbefinden von Menschen haben.

Finden Sie Ihren Lieblingssport

Viele Sportarten kommen bei Osteoporose infrage. Wichtig ist vor allem: Der Sport sollte Ihnen Spaß machen.

Nur eine Methode kann auf Dauer die Knochendichte erhöhen: die starke Druck- und Zugbelastung über die Muskeln. Als besonders wirksam hat sich dabei das sogenannte High-impact-Krafttraining erwiesen, siehe Seite 85, wo mit schnellen, kurzen Stoßbewegungen von hoher Intensität oder Aktivitäten mit hoher Belastung gearbeitet wird. Bei einem solchen Training kann schon mancher Schweißtropfen fließen, aber die Anstrengung lohnt sich in jedem Fall. Doch es muss nicht immer ein gezieltes, schweißtreibendes Training sein. Auch andere Sportarten, die die Knochen stark in Anspruch nehmen, wirken sich positiv aus. Gut eignen sich zum Beispiel Gymnastik, Tanzsport, Wandern oder Nordic Walking. Es ist eigentlich gar nicht so wichtig, was es für ein Sport ist. Hauptsache, Sie machen es gern. Denn nur dann machen Sie es häufig und hoffentlich ein Leben lang.

Vorsicht ist geboten bei Sportarten mit erhöhtem Sturz- und Stauchungsrisiko. Dazu zählen Skifahren, eventuell Radfahren, Reiten, Turnen und alle Kontaktsportarten wie Judo, Fuß- oder Handball. Das gilt besonders, wenn Sie den Sport noch nie in Ihrem Leben betrieben haben. Sind Sie jedoch zum Beispiel eine versierte Handballspielerin, dann können Sie durchaus in dosierter Form weiterspielen. Mit individuellem Können und der realistischen Einschätzung der eigenen Fähigkeiten ist es möglich, das Risiko einer Verletzung erheblich zu mindern. Bestimmte Übungen und Trainings wie Treppensteigen, Walking, Jogging, Balancetraining oder Tai-Chi sind außerdem nützlich, gefährlichen Stürzen vorzubeugen. Wenn Sie bereits an Osteoporose erkrankt sind, einen Bruch erlitten haben oder operiert wurden, betreiben Sie in der Regel Therapiesport. Zumindest zu Beginn des Trainings bekommen Sie dann eine kundige

Anleitung durch Physiotherapeuten oder andere medizinische Fachkräfte, die speziell auf Ihre Bedürfnisse eingehen können. Präventionssport eignet sich dagegen für Menschen, die ein erhöhtes Risiko haben, an einer Osteoporose zu erkranken. Auch in einer Physiotherapie lernen Sie Übungen zur Muskelstärkung, die Sie dann selbstständig zu Hause machen. Die klassische Physiotherapie oder Massagen haben dagegen null Wirkung auf die Knochenstabilität.

Was beim Sport wichtig ist

Ihr Trainingsprogramm startet wahrscheinlich erst einmal langsam und gemütlich, je nachdem, wie fit und belastbar Sie sind. Erst im Laufe des Trainings wird die Intensität gezielt erhöht. Verletzungen gleich zu Beginn kann schließlich niemand gebrauchen. Jedes Training beginnt mit einer Aufwärmphase und endet mit einer Abkühlphase. Muskeln und Sehnen brauchen nämlich eine gewisse Wärme, um geschmeidig und elastisch zu werden. Das Aufwärmen zusammen mit einer Gymnastikeinheit dauert je nach Sportart zehn bis 15 Minuten. Nach dem Training wird aktiv „abgekühlt" durch leichtes Auslaufen und Dehnen von Armen, Beinen, Rücken etc. Das hält den Stoffwechsel in Gang und transportiert schädliche Abbauprodukte aus der Muskulatur. So kann sich der Körper schneller erholen und das Dehnen hilft zusätzlich, einen Muskelkater zu verhindern.

WAS IST EIGENTLICH EIN MUSKELKATER? Der berühmte Kater in den Muskeln bildet sich ja aufgrund vieler kleiner Mikrorisse in der Muskulatur. Das ist in den meisten Fällen zwar nicht gefährlich, aber unangenehm und kann die Lust am Sport verderben. Wichtig ist daher das Dehnen vor dem Training. Dadurch wird der Muskel elastischer, der Muskelkater bleibt aus.

Nicht ganz unwichtig ist, was Sie während des Sports am Leibe tragen. Die Kleidung muss bequem sein und genug Bewegungsfreiheit lassen. Genauso wichtig sind gute Schuhe, um Umfälle zu vermeiden und Sehnen und Bänder nicht zu belasten. Sie sollten zur Sportart passen. Also beim Wandern keine leichten Sandalen tragen, sondern feste Wanderschuhe. Es lohnt sich meist, bei Sportgeräten auf Qualität zu achten und notfalls etwas tiefer in die Tasche zu greifen.

Den Ball zurückschlagen

Nehmen wir jetzt einzelne Sportarten einmal etwas genauer unter die Lupe, zum Beispiel Tennis, Badminton und Tischtennis. Sie zählen zu den sogenannten Rückschlagsportarten. Die Spieler und Spielerinnen müssen sich schnell bewegen können und brauchen eine gute Hand-Augen-Koordination, um den Ball zu erwischen. Das beansprucht viele verschiedene Muskeln gleichzeitig. Die schnellen Bewegungen treiben den Puls ganz schön in die Höhe, was auf Dauer Herz und Kreislauf stärkt, genauso wie Muskeln und Knochen. Tennis und Co schulen außerdem die Koordinationsfähigkeit. Gehirn, Nervensystem und Muskeln arbeiten zusammen, um eine Bewegung geschickt und präzise auszuführen. Zum Beispiel den Flug des Tennisballs zu erfassen, den Ball mit dem Schläger aufzufangen und ihn kontrolliert über das Netz zum Gegenspieler zurückzuspielen. Mit solchen Sportarten können Sie Ihrer Knochengesundheit also viel Gutes tun. Allerdings bergen sie auch Risiken. Bei geschwächten Knochen sollten Sie möglichst nicht stürzen. Sturzprophylaxe gehört daher unbedingt auf den Trainingsplan. Wenn Sie Schmerzen oder andere Beschwerden bekommen, müssen Sie mit dem Spielen aufhören. Eine gute Technik macht das Spielen leichter und schützt Ihre Gelenke. Am besten ist es, zusammen mit einem Trainer immer wieder zu überprüfen, ob die Bewegungsabläufe noch stimmen. Achten Sie auch auf Ihre Ausrüstung. So sollte der Schläger leicht sein und eine größere Schlagfläche besitzen, um die Belastung auf die Gelenke zu reduzieren. Sportschuhe mit ausreichender Dämpfung schützen den Fuß und minimieren das Verletzungsrisiko.

Schwimmen: nicht erste, aber zweite Wahl

Schwimmen ist nicht die beste Wahl für Menschen mit Osteoporose. Die Schwerkraft wirkt ja bekanntlich im Wasser nur sehr eingeschränkt, das Gewicht des Körpers belastet die Knochen nur minimal. Durch Schwimmen haben Sie daher kaum Chancen, die Knochendichte zu erhöhen oder den Abbau von Knochenmasse zu verhindern. Es ist jedoch definitiv eine gute Sportart, um die Gelenke zu schonen. Praktischerweise trägt Wasser unseren Körper ja fast von allein – ein großer Vorteil, wenn man unter Gelenkproblemen leidet. Aber auch diejenigen mit gesunden Gelenken profitieren vom Schwimmsport. Sie können ihre Muskeln trainieren, vor allem die Muskeln im Rumpf müssen ordentlich arbeiten, um den Widerstand des Wassers zu brechen.

Ein anderer beliebter Sport, der gern in Schwimmhallen ausgeübt wird, ist Wassergymnastik. Vor allem, wenn Ihnen die Gelenke hin und wieder weh tun, können Sie mit Übungen unter Wasser effektiv Ihre Muskeln und die Ausdauer trainieren. Können Sie sich vorstellen, im Wasser zu joggen? Aquajogging nennt sich diese Variante. Dabei tragen Sie einen Auftriebsgürtel, damit Sie über dem Wasser stehen bleiben und im tiefen Wasser laufen können. Das Laufen oder Gehen im Wasser ist besonders gelenkschonend, da das Wasser Ihren Körper trägt und so den Druck auf Ihre Gelenke reduziert. Aquajogging ist eine bewährte Methode in der Rehabilitation für Menschen, die sich zum Beispiel nach Unfällen längere Zeit nicht bewegen konnten. Vergessen Sie aber nicht: Wassergymnastik und Aquajogging stärken zwar Kreislauf und Muskeln, belasten aber die Knochen nur in geringem Maße. Wenn möglich sollten Sie also noch eine andere Sportart ergänzen.

Mit Stöcken gehen und in die Pedale treten

Das schnelle Gehen mit Stöcken – meist nur als Nordic Walking bekannt – ist ein sehr beliebtes Ausdauertraining für Freizeitsportlerinnen. Es ist auch ideal bei Osteoporose. Während des Gehens stehen die Läufer immer wieder für kurze Momente auf einem Bein, sodass das komplette Körpergewicht darauf lagert. Die Knochenmasse wird besonders am körpernahen Oberschenkel erhöht und die Knochenstruktur im Laufe der Zeit verbessert. Zudem hilft Nordic Walking, die Muskeln der unteren Extremitäten zu stärken, was wiederum die Knochen unterstützt und das Sturzrisiko verringert. Sie können Nordic Walking auch dann betreiben, wenn Sie schon mit Brüchen zu kämpfen hatten. Mit der richtigen Technik ist es eine sehr sichere und effektive Sportart. Nehmen Sie daher an einem Anfängerkurs teil, damit Sie die Stöcke gut schwingen können.

NICHT AN DEN STÖCKEN SPAREN! Achten Sie bei Nordic-Walking-Stöcken auf verstellbare Handschlaufen und das Gewicht. Aluminiumstöcke sind billiger und schwerer, können sich aber leichter verbiegen und brechen eher als Stöcke aus Glasfaser und Carbon. Lassen Sie sich am besten in einem Fachgeschäft beraten.

Um es deutlich zu sagen: Radfahren oder E-Bike-Fahren stehen nicht auf den ersten Plätzen, wenn es gilt, die Knochendichte zu erhalten. Aber sie halten einen in Schwung und schonen die Gelenke, wichtig bei Osteoporose. Radfahren trainiert besonders die Gesäß- und Beinmuskeln, was erstens gut für die Knochen ist, weil durch den Zug der Muskeln der Knochen „angeregt" wird. Zweitens verringern starke Muskeln die Sturzgefahr. Beim Fahren eines E-Bikes fallen die positiven Effekte schwächer aus. Wichtig ist, dass Sie beim Fahren auf Ihre Sicherheit achten. Fahren Sie vorsichtig, rasen Sie nicht über holprige Waldböden oder steile Abhänge hinunter. Sehr wichtig ist ein Schutzhelm, um Verletzungen am Kopf zu verhindern.

Im Quadrat tanzen

Tanzen im Allgemeinen ist eine wunderbare Möglichkeit, um die Knochen zu stärken, die Muskeln zu trainieren und die Balance zu verbessern. Ein Beispiel ist Square Dance, denn in einer Studie konnte gezeigt werden, dass es die Wirkung noch einmal verstärkt. Bei diesem Tanz stehen sich vier Paare in einem Quadrat (Square) gegenüber. Die Figuren und die Paare wechseln sich reihum ständig ab. Ein sogenannter „caller" (Ansager) ruft den Tanzenden die Figuren und Tanzschritte zu. Diese müssen schnell reagieren können, um sich an neue Tanzformen und -partner anzupassen. Square Dance ist also auch ein gutes Gehirntraining. Bei den vielen Schritten und Bewegungen passiert es häufig, dass ein Bein das ganze Körpergewicht trägt – ein prima Booster für den Knochenaufbau und den Gleichgewichtssinn. Ein solches Balancetraining verringert nachweislich wie kaum eine andere Sportart das Sturzrisiko im Alltag. Beim Tanzen können Sie zudem viele Menschen kennenlernen, es ist also eine sehr soziale Angelegenheit. Wichtig ist, gute Tanzschuhe zu tragen und die eigenen Fähigkeiten richtig einzuschätzen. Square Dance ist schließlich kein langsamer Walzer.

Die Lebensenergie fließen lassen

Tai-Chi eignet sich für alle Menschen, ganz besonders aber für ältere Personen. Es wird auch oft auch als Meditation in Bewegung oder als Schattenboxen bezeichnet. Die langsamen Körperübungen sind chinesischen Kampfkunststilen nachgebildet und tragen sehr poetisch klingende Namen wie „Wolkenhände" oder „Der Kranich weitet die Flügel". Tai-Chi-Übende achten besonders auf die Körperspannung und die Atmung. Alle Übungen gehen fließend ineinander über, sodass Muskeln, Sehnen, Gelenke und Knochen gleichermaßen angesprochen werden – auf eine sehr kontrollierte und dadurch schonende Art und Weise.

„DIE RÜCKKEHR DES FRÜHLINGS". Stehen Sie aufrecht, die Füße parallel und schulterbreit ausgerichtet. Balancieren Sie Ihren Körper sorgfältig auf der Standfläche aus. Dann lassen Sie sich 164-mal – Sie haben richtig gelesen, so lautet die alte chinesische Anweisung – locker und gleichmäßig in die leicht gebeugten Knie fallen. Im Gegenzug strecken Sie sich wieder. Fühlen Sie tief in Ihren Körper hinein. Mit der Zeit sollte die Wippbewegung gleichmäßig werden.

Wer längere Zeit Tai-Chi betreibt, wird mit einer guten Körperbeherrschung belohnt. Das Sturzrisiko verringert sich deutlich. Bei den Übungen haben Sie einen relativ tiefen Stand. Wenn Sie die Übungen aber korrekt und in stabiler Haltung ausführen und besonders auf die Knie achten, können die Gelenke nicht geschädigt werden. Weil Sie den Rücken fast immer gerade halten, trainieren Sie dabei auch die Rückenmuskulatur. So entlasten Sie die kleinen Wirbelgelenke und die Bandscheiben. Auch die aus der Wirbelsäule austretenden Nerven werden durch die gestärkte Rückenhaltung positiv beeinflusst, weil durch die bessere Haltung die Austrittsstellen der Nerven erweitert werden.

Ein anderer großer Vorteil von Tai-Chi ist ebenfalls nicht zu unterschätzen: Sie brauchen für diese Sportart weder spezielle Sportsachen noch viel Platz. Sie können die Übungen je nach Lust, Laune und Wetterlage drinnen oder draußen durchführen. Tai-Chi kann außerdem von allen erlernt werden. Es kommt nicht darauf an, wie alt, wie beweglich oder überhaupt wie sportlich Sie sind. Kurse finden

Sie in fast allen Volkshochschulen, wobei der Unterricht üblicherweise in Semester oder Trimestern aufgeteilt ist. So haben Sie die Möglichkeit, zu günstigen Kursgebühren reinzuschnuppern, ob Tai-Chi eine geeignete Sportart für Sie ist. Außerdem können Sie Verbündete finden, denn in der Gruppe macht Tai-Chi noch mehr Freude, als wenn Sie allein für sich üben.

Locker joggen

Joggen mit Osteoporose ist eine zweischneidige Sache. Zumindest im Freien und auf unebenem Gelände ist die Gefahr von Stürzen nicht von der Hand zu weisen. Anders sieht es auf Laufbändern aus. Hier können Sie die Geschwindigkeit immer regulieren und sich im Notfall an den Haltebügeln festhalten.

Damit Ihnen das Joggen dauerhaft Spaß macht, sollten Sie richtig laufen lernen. Bevorzugen Sie einen Laufstil, bei dem Sie einen langen Sohlenkontakt während der Standbeinphase haben. Das ist sicherer, weil der Druck auf Muskeln, Bänder, Sehnen und Gelenke gleichmäßig verteilt wird. Wenn Sie diese Technik gut trainiert haben und sich Ihre Füße an die Belastung gewöhnt haben, können Sie auch andere Laufstile ausprobieren. Bei Fußfehlstellungen kommt es unter Umständen zu Problemen beim Abrollen. Mittlerweile gibt es aber Laufschuhe mit speziellem Fußbett und eingebauter Abrollhilfe. Der Hausarzt oder der Orthopäde können Ihnen solche Hilfen auch verschreiben. Lassen Sie sich hierzu beraten.

Joggen ist aber nicht für jeden geeignet. Bei Gelenkerkrankungen wie beispielsweise von Hüft- und Kniegelenken ist es zum Beispiel nicht oder nur sehr eingeschränkt sinnvoll. Die Gelenke würden dann nämlich nur noch schneller verschleißen. Sprechen Sie darüber im Zweifelsfall mit Ihrer Ärztin oder Ihrem Arzt. Im Hinterkopf sollten Sie auch behalten, dass sich Laufen auf lange Sicht negativ auf die Kniegelenke auswirken kann. Es gibt aber auch Lauftechniken, die die Kniegelenke mehr schonen und die sicherer als andere sind. So wie der Knie-Hub, bei dem Sie die Knie nach oben ziehen. Dabei können Sie sich vorstellen, über ein kleines Hindernis zu springen. Durch das höhere Anheben des Knies verkürzt sich die Schrittlänge nach vorn, aber das andere Bein wird nach hinten länger durchgestreckt. Am Anfang mutet diese Technik vielleicht etwas hölzern an oder Sie empfinden das Laufen als anstrengend. Aber mit ein wenig Übung wird diese Art des Joggens immer angenehmer, denn sie stärkt die Muskulatur besonders stark. Auch die Kniegelenke werden mit dem Laufstil entlastet. Wichtig ist, dass mit der Zeit ein harmonischer Laufstil entsteht. Dabei sollten die Oberarme entspannt von den Schultern herabhängen. Sie werden im Rhythmus zum Lauf, entgegengesetzt zum auftretenden Fuß, geführt. Wenn also das rechte Bein vorn ist, schwingt der linke Arm nach vorn. So sehen Ihre Bewegungen geschmeidig aus, sie sind es aber auch. Bei ruckartigen Bewegungsabläufen verliert man dagegen schneller das Gleichgewicht und erhöht das Sturzrisiko. Machen Sie daher eine kleine Pause beim Joggen, wenn Sie den Eindruck haben, angespannt oder verkrampft zu laufen. Dann ist es besser, den Körper mit Übungen zu lockern und zu entspannen.

Spielen Sie mal Golf

Jede Art von Sport ist gut für Ihre Gesundheit. Die hier vorgestellten Sportarten sind nur Beispiele, Sie können gern Ihren individuellen Vorlieben folgen und Neues ausprobieren. Wie wäre es zum Beispiel mit Golf? Das ist vielleicht nicht das Erste, was Ihnen beim Stichwort „Bewegung“ in den Sinn kommt. Wer mit Golf bisher nichts zu tun hat, stellt sich diese Sportart äußerst geruhsam vor. Doch Golf ist anders als Sie denken. Probieren Sie es einfach aus. Klar, Golfspielen ist nicht ganz billig, aber die Vorteile überwiegen mitunter diesen Nachteil. Man geht zwar tatsächlich meistens recht gemütlich von einem Loch zum anderen, aber insgesamt gesehen können sich die Wegstrecken auf einem Golfplatz sehen lassen. Sieben bis acht Kilometer sind die Regel. Für einen schönen Golfschwung benötigen Sie nicht so sehr Kraft, sondern vor allem Koordination und ein gutes Gleichgewichtsgefühl. Denn der Golfschwung gilt als einer der komplexesten Bewegungsabläufe im Sport überhaupt. Er fordert die ganze Wirbelsäule, sodass Sie kräftige Rückenmuskeln brauchen. Beim Rückschwung rotieren zum Beispiel die Schulter, die Hüften, die Kniegelenke und die Wirbelsäule. Nach dem Treffen des Balles wird im Durchschwung besonders die Lendenwirbelsäule gedreht und dadurch beansprucht. Die Handgelenke sind stark belastet, weil das rechte Handgelenk beim Rechtshänder zusammengedrückt wird, wenn man während des Abschwungs den Ball trifft. Das rechte Kniegelenk steht dabei in einer X-Bein-Stellung. Sollten

DER SPORTARTEN-CHECK

Sport tut gut, auch bei Osteoporose.
Hier sehen Sie auf einen Blick, welche zusätzlichen Vorteile Ihnen die Sportarten bieten.

	MUSKEL-AUFBAU	STURZ-PROPHYLAXE	GUT FÜR GELENKE	FITNESS ALLGEMEIN
Tennis, Badminton, Tischtennis	●●●	●●		●●
Schwimmen	●●●	●	●●●	●●●
Nordic Walking	●●	●●	●	●●
Radfahren	●●●	●	●●●	●●
Square Dance	●●●	●●●		●●●
Tai-Chi	●●	●●●	●●	●
Joggen	●●●	●●		●●●
Golf	●●	●●	●●	●●

Sie Beschwerden in diesen Körperregionen haben, ist Golf keine geeignete Sportart für Sie. Machen Sie daher unbedingt einen Schnupperkurs oder ein professionelles Training, damit Sie lernen, die Bewegungen richtig auszuführen und sich vor Überlastung oder Verletzungen zu schützen. Wie bei anderen Sportarten gehört zum Training natürlich auch ein allmähliches und gezieltes Aufbautraining, konsequentes Aufwärmen, begleitende Muskelstärkung, Gymnastik und Stretching. Wenn Ihnen das gelingt, kann Golf für Sie ein neues Hobby werden, das Freude macht und Ihrer Gesundheit zugute kommt. Und wo kann man besser Vitamin-D-Vorräte auffüllen als bei einer vierstündigen Runde Golf im Sonnenschein? Für Sportarten wie Golfspielen spricht ihre Vielseitigkeit: Gefordert und damit gefördert werden körperliche und geistige Kräfte, Koordination, Kraft und Ausdauer.

Auf Schusters Rappen und auf dem Trampolin

Beim Wandern braucht man Ausdauer. Es ist außerdem bei Osteoporose hervorragend geeignet, weil während des Gehens Ihr ganzes Körpergewicht auf das Skelettsystem drückt. Das gilt vor allem dann, wenn ein Bein auf dem Boden auftritt, sodass dessen Knochen maximal belastet werden. Die Muskeln wirken dabei ständig mit der Druck-Zug-Belastung auf die Knochen ein und stimulieren auf diese Weise den Knochenaufbau. Auch hier ist die Ausrüstung wichtig. Sparen Sie beim Wandern nicht an gutem Schuhwerk. Idealerweise sollten die Schuhe bis über die Knöchel reichen, damit man nicht so schnell umknicken kann. Sollten Sie ein unsicheres Gefühl beim Gehen haben, können geeignete Wanderstöcke die nötige Sicherheit geben, ähnlich wie beim Nordic Walking.

Federleicht schwingen auf dem Trampolin? Wie soll das gehen? Tatsächlich kann ein Trampolin ein hervorragender Trainingspartner für Sie werden, vor allem bei noch nicht stark ausgeprägter Osteoporose. Mit Ihrer Lieblingsmusik macht das Hüpfen noch mehr Spaß. Ein Minitrampolin, eventuell mit einer Haltestange, kann sogar in der Wohnung untergebracht werden. Zu Beginn gilt aber zunächst die Devise schwingen statt springen. Leichtes Schwingen reicht aus, um den Knochenstoffwechsel anzuregen, weil der Körper gegen den Widerstand des Trampolins arbeitet. Bauen Sie die Übungen langsam Schritt für Schritt auf, um sich an den instabilen Untergrund zu gewöhnen und sich auf dem Trampolin wohlzufühlen. Allein das Stehen auf dem Trampolin trainiert schon Ihre Balance. Beginnen Sie mit einfachen Gleichgewichtsübungen, dabei können Sie sich natürlich an der Haltestange oder festen Gegenständen festhalten. Steigern Sie dann vorsichtig und langsam die Intensität mit dynamischeren Übungen.

Sinnvoll wäre es, als Nächstes den als „Basic" bezeichneten Grundschwung zu lernen. Dabei stehen Ihre Füße hüftgelenksbreit parallel in der Mitte des Trampolins. Die Fersen, die Kleinzehen und die Fußballen werden zunächst gleichmäßig belastet, um dann den Druck an den Zehen leicht zu steigern. Wenn Sie barfuß sind, trainieren Sie damit gleich Ihr Fußgewölbe mit. Die Knie sind parallel und leicht gebeugt, die Kniescheiben bleiben aber hinter den Zehen. Um die richtige Spannung in der Rumpfmuskulatur aufzubauen, sollte der Bauchnabel sanft Richtung Wirbelsäule gezogen werden. Der Oberkörper bleibt immer aufrecht, während die Schultern leicht nach hinten gezogen werden. Trotzdem hängen die Arme entspannt herab und balancieren nur ein wenig aus. Mit dem Basic stärken Sie Rumpf- und Beinmuskeln und trainieren das Gleichgewicht. Gleichzeitig schonen Sie Knochen und Gelenke, weil das Trampolin den Schwung der Füße abfedert. Nun sind Sie bereit für weitere Übungen, etwa den „Baum im Wind". Bei dieser Übung ist die Grundstellung wieder Basic. Dann verlagern Sie vorsichtig das Gewicht von der einen auf die andere Seite und wieder zurück sowie nach vorn und nach hinten. Es entsteht auf diese Weise eine Kreisbewegung mithilfe Ihrer Füße. Dabei bleiben Sie stabil, weil die Zehen immer in Kontakt mit dem Trampolin sind. Wenn Sie sich sicherer fühlen, können Sie mit leichten Joggingbewegungen oder leichten Sprüngen auf dem Trampolin weiterüben.

„DER STORCHENGANG". Diese Übung ist etwas anspruchsvoller. Hier verlagern Sie Ihr Gewicht auf ein Bein und heben das andere leicht an. Danach wiederholen Sie den Vorgang mit dem anderen Bein. Fangen Sie langsam an und steigern Sie Ihr Tempo etwas. Die Arme schwingen locker mit und halten die Balance. Wenn Sie einen sicheren Stand haben, können Sie während der Übung mit den Händen jeweils abwechselnd kurz den gegenüberliegenden Oberschenkel berühren.

Ihre Knochen lieben Sport!

Haben Sie eine Sportart gefunden, die Sie ausprobieren möchten? Dann legen Sie möglichst schnell los. Sie werden sehen, es lohnt sich in jedem Fall. Denn eines steht fest: Sport und Training spielen eine entscheidende Rolle für die Knochenfestigkeit. Die beste Wirkung auf die Knochenmasse haben dabei Übungen, die mit fast maximaler Kraft durchgeführt werden. Weniger geeignet sind Sportarten wie Schwimmen und Radfahren, weil sie die Knochen zu wenig belasten, um den Knochenschwund wirklich aufzuhalten. Aber wahr ist auch: Schwimmen und Radfahren ist immer noch besser für Ihre Knochen als gar keine Bewegung. Wenn Sie gerade an diesen Sportarten besonders viel Freude haben, besteht jedenfalls kein Grund, damit aufzuhören. Viel besser ist es, einfach noch eine knochenstärkende Sportart zu ergänzen und so noch mehr Bewegung in Ihren Alltag zu bringen.

GEDULD ZAHLT SICH AUS. Wenn Sie nach einer längeren Pause wieder damit beginnen, Sport zu treiben, brauchen Ihre Knochen Zeit, um sich an die Belastung anzupassen. Genauer gesagt braucht Ihr Knochen für einen Knochenumbauzyklus zwischen 180 und 190 Tagen, wobei der Abbau schnell geht. Bleiben Sie daher unbedingt am Ball und unterstützen Sie Ihre Knochen in der Aufbauphase.

Planen Sie Ihr Training so, dass möglichst ausgewogen sämtliche Muskelgruppen beansprucht werden. Wenn Sie beispielsweise vorwiegend Kniebeugen trainieren, ist der Effekt nur auf die Beine beschränkt. Die anderen Knochen oberhalb der Beine gehen leer aus, sprich werden nicht belastet. Krafttraining und alle Übungen, bei denen Sie leicht springen, gelten als besonders effektiv, um die Knochendichte zu erhöhen. Wie schon erwähnt, ist es ratsam, zu Beginn des Trainings eine Anleitung von Trainingsexperten oder Physiotherapeutinnen zu bekommen. Im Anschluss können Sie selbstständig weitermachen mit Nordic Walking, Laufen (zumindest anfangs am besten auf ebenem, überwiegend asphaltiertem Untergrund), Radfahren, Tanzen oder auch mit Schwimmen. Suchen Sie auch nach Gleichgesinnten. Erkundigen Sie sich zum Beispiel bei Sportvereinen in Ihrer Nähe, ob diese Osteoporose-Sportgruppen anbieten.

Ihr Trainingsplan bei Osteoporose

Sind Sie nun hoch motiviert,
Ihre Knochen zu stärken?
Dann ist ein maßgeschneidertes
Trainingsprogramm ideal für Sie.

Als ein von Osteoporose betroffener Mensch haben Sie vor allem ein Ziel – Muskeln und Knochen so gut wie möglich zu erhalten. Die beiden funktionieren nur zusammen und bilden eine sogenannte Bewegungseinheit. Ein Sprung auf einem Bein wirkt einmal von außen auf den Knochen, aber auch dadurch, weil sich bei dem Sprung bestimmte Muskeln anspannen. Das bedeutet, je besser die Muskulatur in Schuss ist, desto stärker wirkt sie auf den Knochen. Ein progressives Krafttraining mit hohen Gewichten hat daher einen besseren Effekt auf die Knochenfestigkeit als ein Ausdauertraining mit niedrigeren Gewichten. Um höhere Gewichte stemmen zu können, muss Ihr Körper diese aber aushalten können. Zu hohe Belastungen können zu Überlastungen und zu Knochenbrüchen führen. Am Beginn jedes Trainings sollten daher Ihre Ziele festgelegt und es sollte geklärt werden, welche Belastungen überhaupt möglich sind. Geben Sie Ihrem Körper Zeit, sich an neue Lasten anzupassen. Muskeln können sich gut umstellen, Sehnen und Knochen brauchen jedoch teilweise Monate, bis sie eine neue Belastungssituation aushalten können. Je fortgeschrittener die Osteoporose und je höher das akute Risiko für Brüche ist, desto eher wird man von Kraftübungen absehen und vor allem Balance-Übungen in den Vordergrund stellen.

Sind Sie ausreichend fit, trainieren Sie mindestens zweimal pro Woche und möglichst abwechselnd die Hauptmuskelgruppen, also Rumpf- und Schultergürtelmuskulatur sowie Beine und Arme. Die Übungen können Sie an Geräten machen oder Sie nutzen das eigene Körpergewicht als Widerstand. Am besten ist es, wenn Sie verschiedene Übungen hintereinander ausführen. So wird der Körper nicht immer an der gleichen Stelle belastet und außerdem macht das Training dann mehr Spaß.

KRAFTTRAINING WIRKT WUNDER! Es wirkt besonders gut bei Frauen nach der Menopause. Bei ihnen bremst regelmäßiges Krafttraining den Verlust von Knochenmasse und reduziert das Risiko von Knochenbrüchen. Hinzu kommen noch mehr Vorteile: Krafttraining macht beweglicher und verbessert das Gleichgewicht. Manche Übungen sind sogar im Sitzen möglich, sodass Sie fast immer und überall trainieren können.

Sie fragen sich jetzt, wie intensiv ein Training denn sein soll? Die Antwort auf diese Frage ist zunächst sehr allgemein: Zu wenig ist nicht genug und zu viel ist zu viel. Schon aus diesem Grund ist es ratsam, Ihr Übungsprogramm mit Ihrer Ärztin oder Ihrem Arzt zu besprechen. Es gibt aber einige Regeln, die bei einem gezielten Training gegen Osteoporose immer und überall gelten. Ideal wären natürlich Trainingseinheiten im Freien. So kann Ihre Haut, während Sie Ihren Knochen stärken, gleichzeitig auch Vitamin D produzieren (wobei, um dies noch mal in Erinnerung zu rufen, die Vitamin-D-Produktion durch Sonnenlicht allein ab einem Alter von 70 Jahren nicht ausreicht). Im Winter geht es dann zu Hause oder im Fitnessstudio weiter. Sie sollten regelmäßig drei bis vier Einheiten von je 30 bis 40 Minuten pro Woche anstreben. Bemühen Sie sich, diesen Rhythmus in Ihren Alltag zu integrieren, damit Sie auch dauerhaft bei der Stange bleiben. Denn sonst schwindet der mühsam aufgebaute Trainingseffekt rasch wieder dahin.

So gehen Sie es an

Einerseits werden Sie gleich noch einiges über wirksame, von Experten konzipierte Trainingsprogramme erfahren, andererseits haben Sie bereits viel darüber gelesen, dass einfache, bekannte Sportarten oder auch die ganz normale Bewegung im Alltag schon viel bewirken können. Dazu kommt immer wieder der Rat, dass Sie aktiv werden sollen. Aber was heißt das nun genau? Sollen Sie einfach loslegen? Darauf gibt es mehrere Antworten. Zunächst gilt: Ja, (fast) jede Bewegung ist besser als keine. Es braucht nicht immer ein perfekt durchdachtes Trainingsprogramm. In diesem Buch finden Sie auch viele Übungen, die Sie gern einfach mal ausprobieren können, schon um ein Gefühl dafür zu bekommen, ob Ihnen derartige

Übungen liegen. Gleiches gilt für die vorgestellten Sportarten. Wichtig ist dabei aber immer das Thema Sicherheit. Das betrifft zum einen das Verletzungsrisiko, bei Osteoporose insbesondere das Risiko eines Knochenbruchs. Zum anderen können manche Sportarten und Übungen aber auch auf unauffällige Weise schaden, wenn etwa Bewegungen falsch ausgeführt werden oder man sich generell überlastet. Sind Sie Sportneuling, ist es daher immer ratsam, Ihr Leistungsvermögen durch Ihren Arzt oder Ihre Ärztin untersuchen zu lassen. Das ist umso wichtiger, wenn Ihre Osteoporose schon recht weit fortgeschritten ist oder Sie aufgrund anderer Erkrankungen angeschlagen sind. Wenn Sie sich hingegen fit fühlen und vielleicht ohnehin regelmäßig Sport treiben, spricht nichts dagegen, die ein oder andere Übung einfach mal auszutesten. Ein Garant für Sicherheit ist dabei oft schon der gesunde Menschenverstand: Spielen Sie die Bewegungen erst mal im Geiste durch und überlegen Sie, ob etwas daran riskant sein könnte. Wenn Sie sich an einem Gegenstand festhalten möchten, prüfen Sie vorher, ob dieser wirklich stabil ist. Eine praktische Sicherheits-Checkliste finden Sie auf Seite 103.

TRAINING IN DER GRUPPE. Vielleicht kommt für Sie auch eine Osteoporose-Sportgruppe an Ihrem Wohnort infrage. Diese Gruppen werden oft von geschulten Therapeuten geleitet. Ein weiterer Vorteil: Vielen Menschen macht Sport in Gemeinschaft mehr Spaß. In einer Osteoporose-Sportgruppe können Sie sich zudem mit anderen Betroffenen austauschen.

Neben der Sicherheit gibt es aber noch andere gute Gründe, sich ein individuell passendes Sportprogramm zu erstellen oder es erstellen zu lassen. Schließlich wollen Sie ein bestimmtes Ziel erreichen, nämlich die Osteoporose aufhalten, und das gelingt besser, wenn Ihr Training genau auf dieses Ziel ausgerichtet ist. Mithilfe der Empfehlungen aus diesem Buch können Sie versuchen, sich selbst ein Programm zusammenzustellen. Sehr sinnvoll ist es aber, wenn Ihr Arzt sich das zumindest einmal anschaut. Noch besser ist es natürlich, wenn Profis Sie von vornherein umfassend beraten und Ihnen anfangs bei der Ausführung der Übungen konkrete Anleitungen und Hilfestellungen geben. Bei einer Erkrankung wie Osteoporose ist dies häufig ohnehin Bestandteil Ihrer Therapie und wird dementsprechend von der Krankenkasse bezahlt. Mehr darüber, wie Profis helfen können, erfahren Sie ab Seite 97.

TRAININGSPROGRAMM AUF STUFE 1

Die folgenden Übungen sind geeignet für leicht Betroffene und alle, die sich ziemlich fit fühlen. Fragen Sie im Zweifelsfall vorher Ihren Arzt.

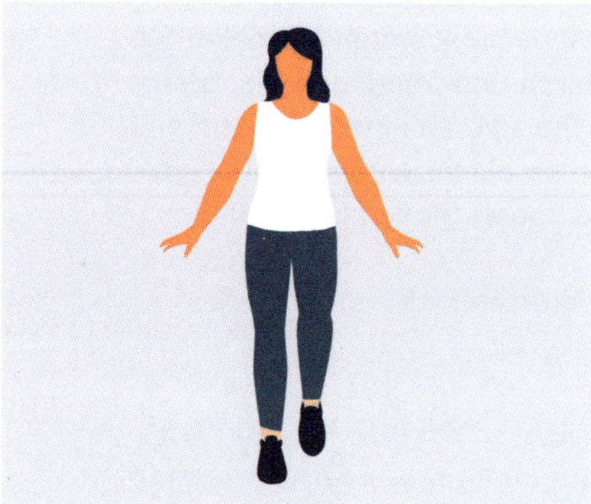

Wippen im Einbeinstand
Halten Sie sich aus Sicherheitsgründen am besten an einer Wand, einem Tisch oder Stuhl fest. Stehen Sie auf einem Bein, das Knie ist leicht gebeugt. Dann wippen Sie leicht und locker mit dem Knie des Standbeins, in schneller Folge ungefähr zweimal pro Sekunde. Diese Übung ist unter anderem gut geeignet, um Ihre Balance zu trainieren.

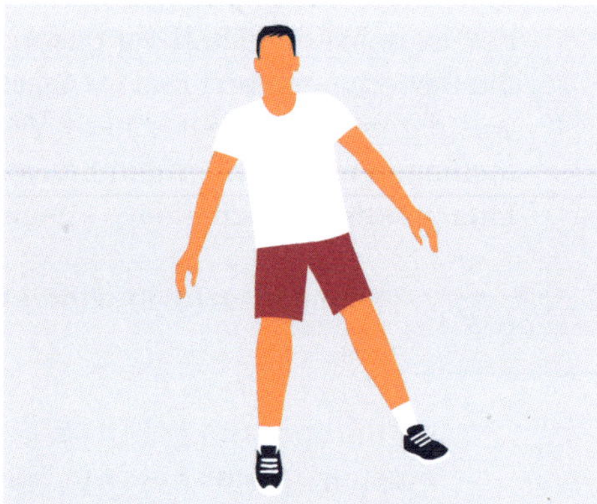

Seitlicher Wiegeschritt in den Einbeinstand
Halten Sie sich anfangs besser fest. Ihre Füße sind hüftbreit voneinander entfernt, Fußspitzen nach vorn. Heben Sie ein Bein zur Seite leicht an, halten Sie die Position etwa fünf Sekunden. Verlagern Sie mit einem breiten Schritt zur Seite das Gewicht auf das andere Bein, heben Sie den anderen Fuß etwa fünf Sekunden. Achtmal pro Seite wiederholen.

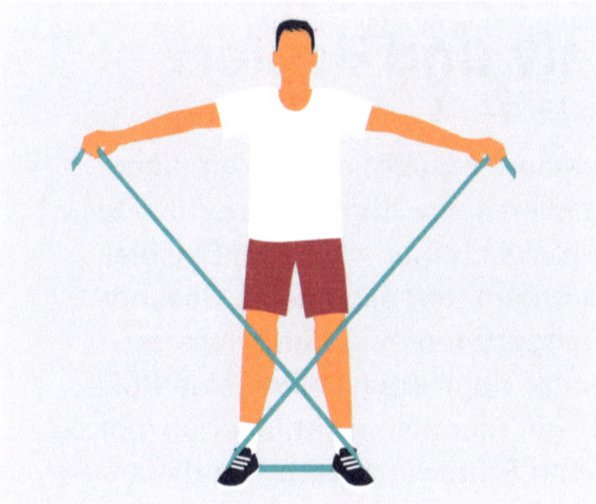

Krafttraining mit Theraband: Stehen Sie mit einem Fuß auf einem Band in aufrechter Haltung. Das Band halten Sie mit den Händen an den Enden leicht gespannt fest. Jetzt ziehen Sie es von rechts unten nach links oben. Atmen Sie dabei gleichmäßig aus und ziehen Sie die Schulterblätter leicht nach hinten. Acht- bis zehnmal wiederholen, dann die Seite wechseln. Insgesamt sollten Sie beide Seiten dreimal trainieren.

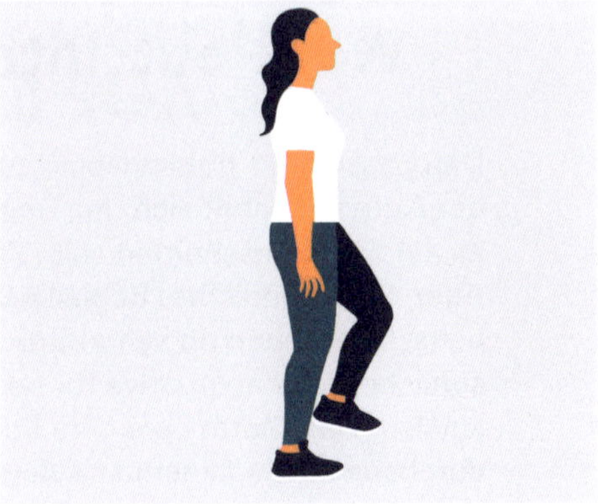

Fersenheben im Einbeinstand: Noch mehr Beintraining! Halten Sie sich anfangs besser an einem stabilen Halt fest, beispielsweise einem Stuhl. Stellen Sie sich auf ein Bein. Jetzt langsam die Ferse des Standbeins heben, wenigen Sekunden halten und dann langsam die Ferse wieder senken. Das andere Bein bleibt die ganze Zeit erhoben. Wiederholen Sie die Übung pro Bein zehnmal.

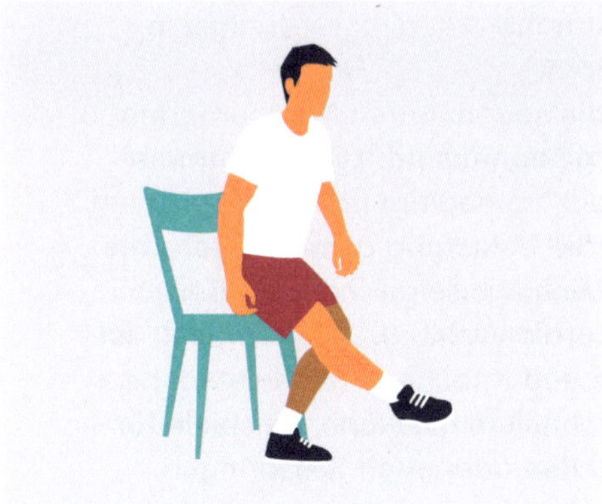

Einbeiniges Hinsetzen und Aufstehen: Stellen Sie sich vor einen Stuhl (etwa 45 cm Sitzhöhe) auf ein Bein. Setzen Sie sich mit nur einem Bein langsam für wenige Sekunden auf den Stuhl, möglichst ohne die Arme zu Hilfe zu nehmen. Dann wieder mit einem Bein aufstehen, möglichst ohne Armeinsatz. Machen Sie pro Bein anfangs fünf, später zehn Wiederholungen.

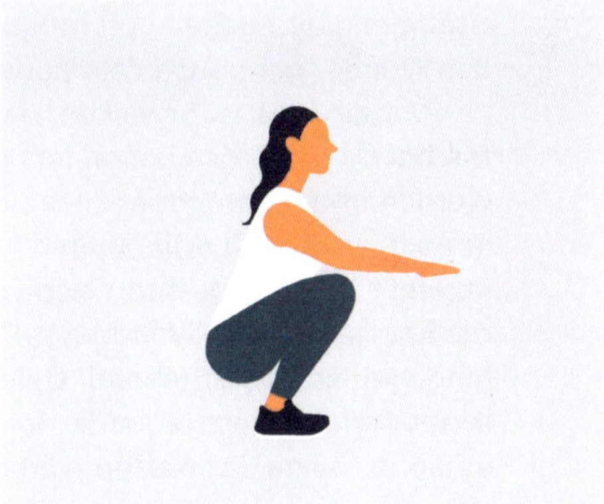

Tiefe Hocke: Stehen Sie aufrecht, die Füße sind schulterbreit und leicht nach außen gerichtet. Langsam mit dem Gesäß so tief wie möglich in die Hocke gehen und sich wieder aufrichten. Die Fersen bleiben auf dem Boden. Das Auf und Nieder sollte vier bis fünf Sekunden dauern und zehnmal wiederholt werden. Achtung: Bei Knieproblemen nicht zu empfehlen!

Work-out: Intensiv und dosiert

Den passenden Trainingsplan zu erstellen, braucht etwas Zeit, aber der Aufwand lohnt sich. Ihr Trainingsplan sollte immer ganz individuell auf Sie zugeschnitten sein. Zu berücksichtigen sind zum Beispiel Alter, Knochendichte, Begleiterkrankungen, der allgemeine Gesundheitszustand und ob schon Brüche aufgetreten sind. Auch Ihre persönlichen Vorlieben etwa für bestimmte Sportarten sollten eine Rolle spielen. Das Motto „one size fits all" gilt hier also nicht, aber es gibt durchaus einige allgemeine Regeln und Erfahrungswerte, an denen man sich orientieren kann. So hat sich gezeigt, dass ein intensives Intervalltraining besonders gute Wirkungen erzielt. Damit gelingt es am besten, die Abbauprozesse so lang wie möglich aufzuhalten. Im höheren Alter werden dann die sogenannten absoluten Trainingseinheiten reduziert. Damit ist die individuelle Maximalkraft gemeint, also die größte Kraft, die Ihre Muskeln ausüben können. Ansonsten können Sie aber ohne Weiteres bis ins hohe Alter nach einem solchen Programm trainieren, um selbstständig und mobil zu bleiben. Ein solches Training besteht in der Regel aus drei Einheiten: zu etwa 30 Prozent Beweglichkeit und Gewandtheit, zu zehn Prozent Kraftausdauertraining und zu 60 Prozent Krafttraining. Die jeweiligen Übungen sollten Sie – mit möglichst hoher Intensität – dreimal in der Woche, gern auch öfter, ausführen.

Mittlerweile ist erwiesen, dass die sogenannten Mischprogramme bei Osteoporose besonders gut geeignet sind. Die Programme werden in die Kategorien „low impact", „medium impact" und „high impact" unterteilt. Mit „impact" ist die Belastung gemeint. Bei „low impact" ist die Belastung also vergleichsweise gering, zum Beispiel bei Sportarten wie Wandern oder Nordic Walking. „High impact" ist hingegen schweißtreibend, Gelenke und Knochen werden stark belastet und die Herzfrequenz steigt schnell in die Höhe. Beispiele für entsprechende Sportarten wären Laufen oder auch Seilspringen. „Medium impact" liegt – der Name lässt es vermuten – in der Mitte, hier wird also eine mittlere Belastung angestrebt. Bezogen auf konkrete Übungen ist eine einbeinig durchgeführte Kniebeuge dem High-impact-Training zuzuordnen, während normale Kniebeugen eher in der Medium-Gruppe zu finden sind. Bei der Wahl der konkreten Sportarten oder Übungen haben Sie einigen Spielraum. Je nach Ihrer Fitness und dem Krankheitsverlauf könnte Ihr Programm zum Beispiel so aussehen:

1 VARIANTE: Alle großen Muskelgruppen werden trainiert, indem Medium- und High-impact-Elemente mit Krafttraining kombiniert werden. Für Medium- und High-impact-Elemente wird mit dem 1,5- bis 5-fachen des Körpergewichts trainiert. Für Krafttraining werden 70 bis 80 Prozent von 1 RM genutzt. (1 RM ist das „One-Repetition Maximum", das heißt das Gewicht, das bei einer Übung genau einmal bewegt werden kann.) Trainiert wird mindestens zwei- bis dreimal pro Woche, je 45 Minuten.

2 VARIANTE: Alle großen Muskelgruppen werden trainiert. Dazu wird aerobes Training mit Krafttraining kombiniert. Aerobes Training ist der Fachbegriff für das, was gemeinhin als Ausdauertraining bezeichnet wird. Dabei sollten 60 Prozent der maximalen Herzfrequenz erreicht werden. Bei Krafttraining wird mit 50 bis 80 Prozent der 1 RM trainiert. Dieses Training sollte mindestens zwei- bis dreimal pro Woche stattfinden, jeweils ungefähr 60 Minuten.

3 VARIANTE: Hier werden Kraft, Koordination und Ausdauer trainiert, der Schwerpunkt liegt auf Gleichgewichtsübungen und alltagsnahen Bewegungen. Oft können Sie mit anderen Menschen in einer Gruppe trainieren, hinzu kommt Heimtraining. Das Training wird individuell angepasst, mit steigender Intensität einmal wöchentlich oder über ein Jahr lang in vier Blöcken à 37 Tage.

Wenn Sie diese drei Programme abwechselnd durchgehen, gehen Sie in zweifacher Weise auf Nummer sicher. Zum einen trainieren Sie durch die unterschiedlichen Übungen sämtliche relevanten Muskelgruppen und zum anderen vermeiden Sie durch die Variationen Überbelastungen. Die Beschreibungen mögen zunächst kompliziert klingen. Lassen Sie sich aber davon nicht abschrecken. Hierzu werden Sie beim Therapiesport oder bei der Physiotherapie ausführlich beraten. Falls Sie in Eigenregie aktiv werden, finden Sie auch in Fitnessstudios kompetente Fachkräfte, die Ihnen helfen, ein entsprechendes Programm zusammenzustellen.

Die „Impact"-Programme sind nachweislich wirksam. Nicht zu unterschätzen ist aber auch, dass Sie noch einen ganz anderen Vorteil bieten: Mithilfe eines solchen Programms haben Sie einen festen Stundenplan und wissen genau, was wann zu tun ist. Anders als beim eher vagen Vorsatz „mehr Sport zu machen" haben Sie ein konkretes Ziel und ein klar definiertes Pensum. Vielen Menschen hilft das, sich aufzuraffen und dranzubleiben.

Bei den Übungen, die bei Osteoporose helfen können, wird zudem mit einem System von drei Schwierigkeitsstufen gearbeitet. Wichtig zu wissen: Vereinfacht gesagt ist die erste Stufe hier die „schwierigste", die dritte hingegen die „einfachste". Das mag vielleicht anfangs irritieren, ist aber der Tatsache geschuldet, dass sich die Stufen am Schweregrad der Erkrankung orientieren. Die Stufe 1 ist in erster Linie für Menschen gedacht, die vorbeugend trainieren wollen. Sollten Sie aber Osteoporose in einem frühen Stadium haben und einigermaßen sportlich sein, kommt Stufe 1 auch für Sie infrage. Stufe 2 passt für alle Personen mit leichten Einschränkungen oder einer Osteoporose, die aktuell keine großen Probleme bereitet. Für Betroffene mit schon deutlich erkennbaren Beschwerden und Einschränkungen wird sich Stufe 3 am besten eignen. Auf dieser Stufe benötigen Sie immer eine professionelle Betreuung.

Ihre Ärztin oder Ihr Therapeut sollte mit Ihnen besprechen, welches die richtige Stufe für Sie ist. Sie können Ihre Leistungsstufe auch selbst herausfinden, wenn Sie die Übungen vorsichtig und langsam ausprobieren. Natürlich müssen Sie dabei keinem starren Schema folgen. Es kann beispielsweise sein, dass Sie zwar in erster Linie auf Stufe 2 trainieren, aber auch ein paar Übungen der ersten Stufe einbauen. Finden Sie heraus, was für Sie passt! Aber egal, welche Stufe es ist – trainieren Sie regelmäßig, mindestens zweimal pro Woche, am besten täglich. Je häufiger Sie trainieren, desto besser. Besonders Übungen zur Verbesserung der Balance können Sie problemlos in Ihren Alltag einflechten, zum Beispiel den Einbeinstand beim Zähneputzen.

Stufe 1: Training für Sportliche

Stellen Sie sich eine Linie auf dem Boden vor, auf der Sie mit zehn Schritten vorwärts und rückwärts gehen. Setzen Sie dabei einen Fuß vor den anderen, die Ferse des vorderen liegt dicht vor der Spitze des hinteren Fußes. Wiederholen Sie die Übung viermal. Haben Sie das ausprobiert? Dann haben Sie bereits eine Übung der ersten Stufe ausgeführt, und zwar eine, die vor allem Ihre Balance verbessert. Diese Übung ist ein weiteres Beispiel dafür, dass wirksames Training nicht kompliziert sein muss und sich gut in den Alltag integrieren lässt. Auf Seite 88 finden Sie weitere Übungen für diese Schwierigkeitsstufe, die Sie leicht zu Hause durchführen können.

Fortgeschrittene können sämtliche Übungen mit Zusatzgewichten machen. Achtung: Bei Knieproblemen ist die tiefe Hocke nicht zu empfehlen. Blättern Sie außerdem auf Seite 156. Die vierte Übung, die dort beschrieben ist, tut nicht nur Ihrer Wirbelsäule gut, sondern gehört auch zum Krafttraining auf Stufe 1. Es gibt natürlich noch weitere Übungen für zu Hause, noch viel mehr geht allerdings in einem Fitnessstudio.

Fitness ist in. Daher trainieren aktuell mehr als zehn Millionen Menschen in Deutschland in Fitnessstudios, so sagen es die Zahlen des zuständigen Branchenverbandes. Der Vorteil der Studios liegt vor allem darin, dass passende Geräte zur Verfügung stehen. Zudem werden oft Kurse angeboten. Der Gang in ein Studio ist vielleicht auch für Sie eine Option, um möglichst viele Muskelgruppen zu trainieren oder um an geleiteten Kursen teilnehmen zu können.

DAS RICHTIGE STUDIO FINDEN. Bei der Auswahl des Studios spielen die Lage und die Öffnungszeiten eine wichtige Rolle, aber achten Sie auch darauf, dass Ihnen die Atmosphäre dort zusagt. Prüfen Sie außerdem, ob genug Trainerinnen und Trainer zur Verfügung stehen. Denn die Betreuung lässt in vielen Studios zu wünschen übrig. Sehr sinnvoll wäre es, wenn man dort Erfahrung mit Osteoporose-Betroffenen hat.

In einem Fitnesscenter haben Sie sehr viele Trainingsmethoden zur Auswahl, zum Beispiel die Beinpresse: Diese Übung sollte mit einem geringen Gewicht beginnen. Dabei stehen Ihre Füße hüftbreit und mit den Zehen leicht nach außen zeigend auf der Ablagefläche. Atmen Sie tief ein und drücken Sie beim Ausatmen das Gewicht so nach vorn, dass Ihre Beine nicht ganz durchgestreckt sind. Danach das Gewicht langsam und kontrolliert in die Ausgangsposition zurückführen (90-Grad-Winkel). Wiederholen Sie den Vorgang zehn bis zwölfmal, insgesamt drei Serien. Zwischen den einzelnen Serien sollten Sie für ungefähr eine Minute pausieren und wenn nötig ausreichend trinken. Mit dieser Übung trainieren Sie die gesamte Beinmuskulatur sehr effizient.

Geführte Übungen, also solche Übungen, bei denen das Trainingsgerät die Bewegung weitgehend vorgibt, können Sie gut am Anfang eines jeden Trainings machen. Neben der Beinpresse trifft das auch für die Schulterpresse zu. Dabei setzen Sie sich aufrecht ohne Abstand an die Rückenlehne des Geräts. Halten Sie den Kopf genau wie den Rücken gerade. Wie bei jeder Übung atmen Sie zunächst tief ein und führen dann die Bewegung kontrolliert durch, während Sie langsam ausatmen. Ihre Schultern dürfen Sie dabei nicht hochdrücken. Auch hier sollten Sie die Bewegung nicht bis zur vollkommenen Streckung durchziehen. Es ist wichtig, während der gesamten Übung die Spannung der Muskeln zu halten. Wiederholen Sie diese Übung ebenfalls zehn- bis zwölfmal in drei Serien. Mit der Schulterpresse trainieren Sie vor allem die Schultermuskulatur sowie den Strecker im Ellenbogen. Aber auch die Rumpf- und Bauchmuskulatur wird auf diese Weise gestärkt.

Weiter optimieren lässt sich das Krafttraining durch elektrische Impulse, die von außen auf den Körper einwirken. Eine solche alternative Trainingstechnologie ist die sogenannte Ganzkörper-Elektromyostimulation EMS, die mit unterschwelligen, also unbemerkten Reizen nahezu jedes leichte Training deutlich verstärken kann. Gerade im fortgeschrittenen Lebensalter ist EMS eine effektive und gelenkschonende Methode, um die Muskulatur aufzubauen. Tatsächlich beweisen Untersuchungen bei über 60-jährigen Männern und Frauen, dass das Training sehr positive Effekte auf die Muskelmasse und die Muskelkraft hat. Somit wirkt EMS auch auf die Knochenmasse, allerdings viel weniger stark als auf die Muskulatur. Es gibt einige auf EMS spezialisierte Studios, bei denen Sie zunächst ein kostenloses Probetraining machen können, um die Technik kennenzulernen. Auch zu Hause kann man mit Strom trainieren. Dazu benötigen Sie entsprechende Westen, Armlinge und Beinlinge, die Sie kaufen oder erst einmal kostenlos zu Hause testen können.

Stufe 2: Nicht mehr so fit? Trotzdem trainieren!

Mit Stufe 2 liegen Sie richtig, wenn die Diagnose „Osteoporose“ bei Ihnen eindeutig feststeht und Sie sich schon etwas eingeschränkt fühlen, zum Beispiel hin und wieder unter Rückenschmerzen leiden. Auch dann, wenn Sie bisher keinen Sport treiben und sich generell nicht so fit fühlen, ist es besser, auf dieser Stufe zu starten. Akute Probleme sollten aber nicht vorliegen. Wie schon erwähnt, ist die Einteilung in Schwierigkeitsstufen immer auch etwas willkürlich. Die Übergänge zwischen den Stufen sind fließend. Schauen Sie sich daher auch die Übungen auf Stufe 1 an. Vielleicht können Sie einige davon in vereinfachter Form machen, zum Beispiel mit weniger Wiederholungen. Auf Nummer sicher gehen Sie aber mit Stufe-2-Übungen wie dem schonenden Krafttraining auf der nächsten Seite. Wie schon mehrfach erwähnt, ist vor allem Krafttraining bei Osteoporose entscheidend.

Ebenso wichtig ist es aber, Stürze zu verhindern – der Schlüssel hierzu ist Balancetraining. Auch dazu gibt es Übungen auf dieser Stufe, etwa den Fersengang. Dabei heben Sie die beiden Vorfüße, also die Zehen, an. Mit den Fersen „watscheln" Sie nun vorwärts, rückwärts und seitwärts. Zu Beginn machen Sie die Übung zweimal je 15 Sekunden lang in jede Richtung. Fortgeschrittene können sie auf drei Einheiten je 30 Sekunden steigern. Auch mit dem Vorfußgang lässt sich die Balance gut trainieren. Dabei laufen Sie auf den vorderen Füßen, ohne dass die Fersen den Boden berühren, vorwärts, rückwärts und seitwärts. Sie starten die Übung mit zwei Durchgängen je 15 Sekunden. Später können Sie ebenfalls auf drei Einheiten je 30 Sekunden steigern.

Stufe 3: Einfach, schonend, wirksam

Diese Stufe passt vor allem für Menschen mit fortgeschrittener Osteoporose oder Behinderungen. Hier ist es schwierig, Übungen allgemein vorzuschlagen, weil auf Stufe 3 eine individuelle und professionelle Betreuung besonders wichtig ist. Dabei wird darauf geachtet, worin genau die Einschränkungen bestehen und welche Bewegungen möglich und auch hilfreich sind. Das Motto lautet: Ein bisschen Bewegung geht immer und tut gut. Wenn dabei Probleme auftreten, sollten Sie sich ärztlichen Rat holen.

EINFACHES HINSETZEN UND AUFSTEHEN. Stehen Sie von einem möglichst niedrigen Stuhl auf und setzen Sie sich wieder hin. Die Füße stehen bequem auseinander. Aufstehen und Niedersitzen sollte jeweils vier bis fünf Sekunden dauern. Anders als auf Stufe 1 (siehe Übung auf Seite 89) nutzen Sie beide Beine, so ist es deutlich leichter. Sie dürfen bei Bedarf auch die Arme zu Hilfe nehmen. Maximal zwei mal zehn Wiederholungen.

KRAFTTRAINING AUF STUFE 2

So trainieren Sie schonend Ihre Kraft. Wichtig ist, zwischendurch Pausen zu machen.

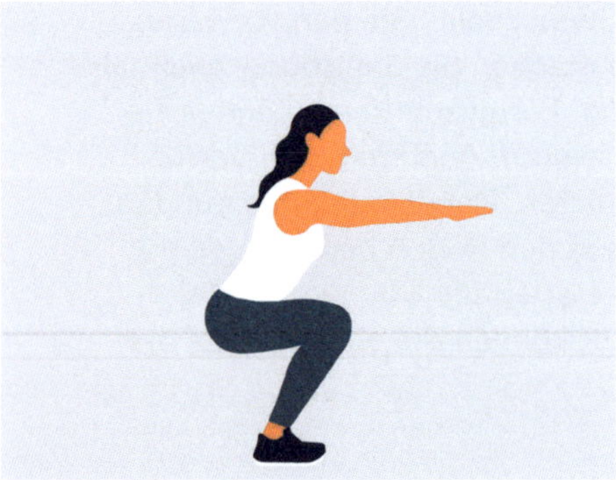

Halbe Hocke: Füße hüftbreit, leicht nach außen. Langsam für 4–5 Sekunden in die Kniebeuge gehen. Fersen bleiben auf dem Boden. Aufrichten, zehnmal wiederholen, Pause, noch zehn Wiederholungen.

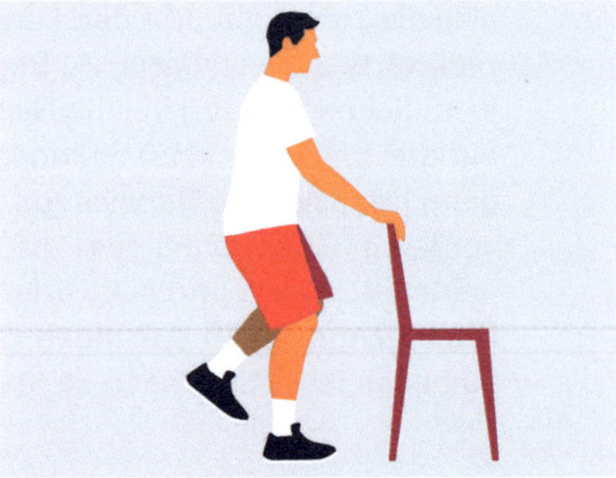

Kniebeuge aus dem Einbeinstand: Gut festhalten! Auf einem Bein stehen, es im Knie im stumpfen Winkel beugen. 4–5 Sekunden halten, Bein langsam wieder strecken. Standbein wechseln. Zehn Wiederholungen.

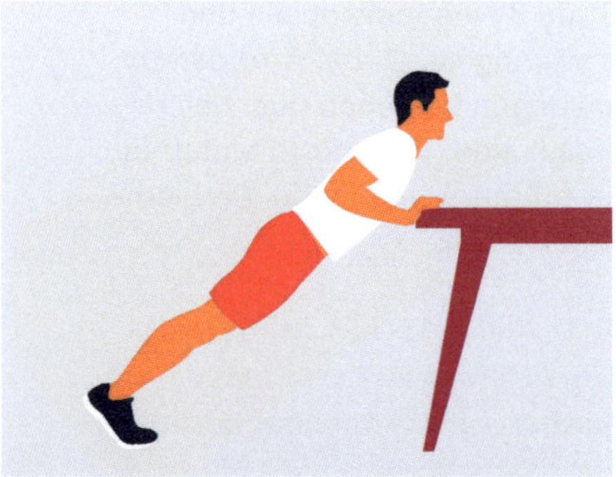

Liegestütze in Tischhöhe: Sicher abstützen. Beine nach hinten, Fußspitzen auf dem Boden. Arme langsam beugen und wieder strecken, je 4–5 Sekunden. Oberkörper bleibt gestreckt. Zweimal zehn Wiederholungen.

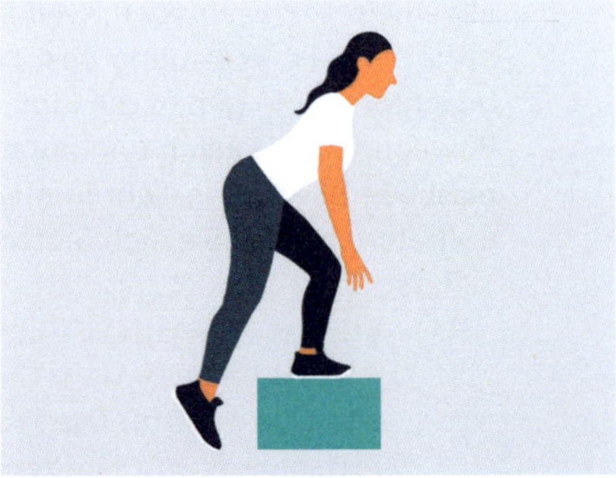

Langsames Treppensteigen: Ein Fuß auf rutschfesten Tritt. Anderen Fuß in 4–5 Sekunden nachziehen. Bein wechseln, je zehn Wiederholungen. Ideal zum Üben ist eine Treppe, bei Bedarf am Geländer festhalten.

Es gibt weitere Übungen, die Sie jederzeit ausführen können und die nur wenig Zeit in Anspruch nehmen. Dazu zählen auch die folgenden drei Positionen, bei denen Sie sich zumindest am Anfang gut festhalten sollten. Im Lauf der Übung können Sie Ihren Halt langsam lockern – mit den Fingerspitzen halten Sie noch leichten Kontakt, bis die Hände nur noch über der Haltemöglichkeit schweben. Wenn Sie sich sicher fühlen, hängen die Arme zum Schluss locker neben dem Körper. Ausgangsstellung der drei Übungen ist jeweils der sogenannte Rombergstand. Hier stehen Sie mit den Füßen parallel eng zusammen. Bei der ersten Übung schieben Sie dann einen Fuß um eine halbe Fußlänge nach vorn (Semitandemstand). Ihre beiden Füße bleiben nun für zehn Sekunden nebeneinanderstehen. Bei der zweiten Übung gehen Sie in den Tandemstand, die Füße stehen also direkt hintereinander auf einer Linie, Ferse an Fußspitze. Auch diese Stellung halten Sie zehn Sekunden lang. Bei der letzten Übung gehen Sie wieder in den Semitandemstand, ein Fuß steht also eine halbe Fußlänge vor dem anderen. Dann gehen Sie zehn Schritte, wobei die Füße mit jedem Schritt in den Semitandemstand gehen. Machen Sie das dreimal hintereinander.

Diese Übungen waren natürlich nur eine Kostprobe. Wie schon gesagt, gerade auf Stufe 3 sollte einem Training ohnehin eine individuelle Beratung vorausgehen, bei der Ihnen vermutlich noch weitere, für Sie geeignete Übungen vorgestellt werden. Wenn Sie sich hingegen eher auf Stufe 2 oder 1 sehen, können Sie natürlich trotzdem die Stufe-3-Übungen austesten. Diese zeichnen sich dadurch aus, dass Sie besonders einfach und sicher sind. Sind Sie aber noch ziemlich fit, dann werden Sie durch diese Übungen vermutlich nicht ausreichend gefordert, sodass kein allzu großer Effekt zu erwarten ist. Um es also noch mal zu betonen: Die für Sie passenden Übungen sind die, die Sie fordern, ohne Sie zu überfordern. Die Stufen dienen dabei nur als grobe Orientierung.

Profis können helfen

Sie machen schon eine Weile fleißig Ihre Übungen, aber irgendwie haben Sie das Gefühl, dass Sie nicht so richtig weiterkommen und der Erfolg ausbleibt? Dann könnte eine professionelle Therapie die Lösung sein. Das gilt umso mehr, wenn Ihnen die Übungen Beschwerden bereiten. Ausgebildete Trainings- und Physiotherapeuten sind die Profis in der Analyse Ihrer Bewegungsabläufe. Es kann auch schon am Anfang sinnvoll sein, das Training direkt unter kundiger Anleitung zu beginnen, vor allem dann, wenn Sie unter erschwerten Bedingungen starten, also deutliche Beschwerden und Einschränkungen haben. Hier stehen Ihnen verschiedene Möglichkeiten offen. Einmal kann Ihnen die behandelnde Ärztin oder der behandelnde Arzt eine Verordnung ausstellen, die eine sogenannte rechtfertigende Indikation haben muss. Diese liegt dann vor, wenn Sie unter bestimmten Beschwerden leiden, die durch die Osteoporose hervorgerufen wurden. Andere rechtfertigende Indikationen sind zum Beispiel Bandscheibenvorfälle oder eine periphere Polyneuropathie, wenn also die Nerven geschädigt sind. Auch eine Gangstörung gilt als Grund. Wer über 70 Jahre alt ist, bekommt ebenfalls problemlos Physiotherapie in regelmäßigen Abständen verordnet. Erkundigen Sie sich, ob es Möglichkeiten gibt, diese Verordnungen auch langfristig auszustellen. Das können sowohl Hausärzte tun als auch Orthopäden. Diese „M4-Rezepte" entbinden die Ärzteschaft nämlich von der Budgetierung, also der Begrenzung der Zahlungen durch die Krankenkassen.

DOPPELTERMINE SIND BESSER. Wenn Sie Termine mit Ihrem Therapeuten vereinbaren, fragen Sie gezielt nach Doppelterminen. Denn eine normale Einheit Physiotherapie dauert 20 Minuten. Wenn Sie jeweils fünf Minuten für das An- und Ausziehen brauchen, bleiben noch zehn Minuten Training. Das hilft kaum weiter. Mit 40 Minuten kommen Sie immerhin auf 30 Minuten Training, da geraten Sie vielleicht sogar ins Schwitzen.

Eine weitere Möglichkeit, um kontinuierlich zu trainieren, sind Verordnungen über Rehabilitationssport. Rehasport ist ein Gesundheitskurs für alle, die unter körperlichen Beschwerden leiden, zum Beispiel an Rücken-, Schulter-, Knie-, Hüft- oder Gelenkschmerzen, oder die einen Bandscheibenvorfall hatten. Sie trainieren in einer Gruppe mit bis zu 15 Personen und machen Übungen mit verschiedenen kleinen Geräten wie Bällen und Therabändern – alles unter fachlicher Leitung. Üblich sind 50 Gymnastikstunden, wobei eine Übungsstunde 45 Minuten dauert. Eine Rehasport-Verordnung müssen Sie sich noch von der Krankenkasse genehmigen lassen. Sie eignet sich besonders für Menschen mit geschädigten Gelenken, weil damit auch eine Therapie im Wasser möglich ist. Verstehen Sie Physiotherapie und Rehasport als Hilfe zur Selbsthilfe. Und was Sie dort lernen, sollten Sie gleich zu Hause umsetzen. Am besten Sie trainieren immer zur gleichen Zeit. So entwickelt sich eine feste und hoffentlich bald liebgewonnene Routine. Denn nur Übung macht die Meisterin, sprich nur mit langfristigen regelmäßigen Übungen erzielen Sie die gewünschten Effekte auf Knochen und Muskeln.

Üblicherweise können Sie für den Rehasport einen Termin pro Woche einplanen. Bei manchen Anbietern kann man auch mehrfach pro Woche trainieren. Prüfen Sie in dem Antrag bei der Krankenkasse nach, ob folgende Punkte korrekt eingetragen sind: die richtige Diagnose, das Ziel der Therapie sowie die empfohlene Reha-Sportart „Gymnastik (auch im Wasser)". 50 Einheiten sind möglich, besser wären aber 120 Einheiten. Außerdem sollte bei der Anzahl der Trainings idealerweise der Punkt zweimal pro Woche angekreuzt sein. Eine ärztliche Unterschrift, der passende Stempel sowie der richtige Leistungserbringer (Verein) müssen auf der Verordnung eingetragen sein. Der Leistungszeitraum beträgt in der Regel 18 Monate, diese Angabe wird von der Krankenkasse ausgefüllt. Beachten Sie, dass Gerätetraining nicht als Rehasport-Training gilt, da es sich hierbei nicht um eine Kassenleistung handelt. Ergänzen lässt sich eine Therapie und/oder ein Rehasport noch mit einem Rückenschule-Kurs. Dafür brauchen Sie keine ärztliche Verordnung. Fragen Sie Ihre Krankenkasse, wo es in Ihrer Umgebung ein solches Angebot gibt. Aber nicht nur Krankenkassen können die Kosten für Ihre Fitness übernehmen. Fündig werden Sie auch bei der Rentenversicherung, die regional unterschiedliche Programme anbietet. „RV fit" ist beispielsweise eine Initiative der Rentenversicherung, wo ein kontrolliertes Training auch an Geräten durchgeführt werden kann. Informieren Sie sich einfach bei Ihrer zuständigen Rentenversicherung. Auch beim Bundesselbsthilfeverband für Osteoporose e.V. gibt es ein speziell auf die Bedürfnisse von Osteoporose-Patientinnen und -Patienten abgestimmtes Training. Der Verein hat 300 Selbsthilfegruppen in ganz Deutschland, sodass Sie, wenn der Kursort nicht zu weit entfernt von Ihrem Zuhause liegt, einen der Kurse besuchen können. Für Mitglieder sind die Kurse kostenlos.

Osteoporose-Betroffene haben außerdem die Möglichkeit, an einem Programm der Krankenkassen teilzunehmen, dem Disease Management Programm, abgekürzt DMP. Es soll nicht nur die Behandlung der Osteoporose standardisieren, sondern auch die Patientinnen schulen. Die Kurse werden sowohl von Ärztinnen und Ärzten als auch von medizinischen Fachangestellten geleitet, die sich als

Trainerinnen qualifiziert haben. Das Programm besteht aus fünf Unterrichtseinheiten zu je einer Stunde. Im ersten Modul erhalten Sie einen Überblick über das Krankheitsbild Osteoporose, die Funktion des Knochens und verschiedene Risikofaktoren von Osteoporose. Im Modul 2 lernen Sie etwas über die Diagnostik bei Osteoporose, im Modul 3 geht es um verschiedene Therapiewege. Modul 4 beschäftigt sich mit knochengesunder Ernährung. Bei Modul 5 erfahren Sie viel über die Bedeutung von Bewegung und körperliche Aktivität. An den Schulungen nehmen jeweils acht bis zehn Patientinnen und Patienten teil. Das Programm ist kostenlos, auch das Schulungsmaterial müssen Sie nicht bezahlen. Informieren Sie sich hierzu bei Ihrer Ärztin oder Ihrem Arzt oder bei Ihrer Krankenkasse. Es besteht auch die Möglichkeit, das Programm ohne Zustimmung der Krankenkasse zu besuchen. Dann müssten Sie allerdings alles selbst zahlen.

Unfallfrei fit bleiben

Sicherheit ist beim Training oberstes Gebot. Zugleich gilt: Training ist der beste Weg, um Verletzungen vorzubeugen.

Wieder einmal eine Binsenweisheit, sie ist aber wahr: Nur einem trainierten Körper fällt es leicht, Unfälle und Stürze zu vermeiden. Dazu muss man wissen, dass das Bewegungssystem des menschlichen Körpers höchst komplex ist, ein fein austariertes Zusammenspiel von Muskeln, Sehnen, Bändern und Knochen. Diese Organe führen nicht nur „Befehle“ aus, sondern sie nehmen auch genauestens wahr, was im Körper los ist. Das verdanken sie den zahlreichen Sinneszellen in Muskeln, Sehnen und Bändern, die über die Stellung unserer Gelenke Bescheid wissen. Die Sinneszellen sind auch dafür verantwortlich, dass der Körper auf eine veränderte Wahrnehmung sehr rasch reagieren kann. Dass sich also zum Beispiel Muskeln zusammenziehen, damit wir nicht hinfallen. Die Fähigkeit, den eigenen Körper und seine Stellung im umgebenden Raum wahrzunehmen, nennt man Propriozeption, umgangssprachlich auch den sechsten Sinn, Bewegungssinn oder Tiefenwahrnehmung. Wenn diese Fähigkeit gestört ist, können wir uns nicht mehr sicher bewegen. So lässt im Laufe des natürlichen Alterns die Fähigkeit nach, sich sicher im Raum zu bewegen.

WIE IM RAUSCH. Wie problematisch das sein kann, wird klar, wenn man sich vor Augen führt, dass Alkohol und Drogen eine ähnliche Wirkung haben. Sie erschweren es den Sinnesrezeptoren in den Muskeln, Sehnen und Gelenken, dem Gehirn die nötigen Informationen zu senden – also wo wir uns gerade im Raum befinden, wie wir stehen oder gehen. Welche Folgen das hat, weiß jeder, der schon mal zu tief ins Glas geschaut hat.

Um einen gut funktionierenden Bewegungssinn nicht zu verlieren, müssen Sie Ihre Tiefenwahrnehmung dauerhaft fordern. Das ist vergleichbar mit der Immunantwort des Körpers, der ständig neue Reize braucht, um seine Immunkompetenz zu erhalten und um gegen gefährliche Keime Abwehrzellen zu produzieren. Wenn wir keinen Kontakt mehr zu fremden Zellen haben, lernt auch die körpereigene Abwehr nichts mehr. So ähnlich ist es mit Bewegung. Bewegen wir uns nicht regelmäßig, fehlt der Reiz, der die Wahrnehmung schult.

Gleichgewichtstraining

Konkret bedeutet das, dass neben den Muskeln auch die Nerven trainiert werden müssen. Herrje, werden Sie sagen, noch ein Training. Aber Sie werden merken, dass diese Anstrengung wertvolle Früchte tragen wird. Das Nervensystem des Körpers braucht auch deswegen besondere Fürsorge, weil sein Stoffwechsel sehr inaktiv und daher nicht in der Lage ist, neue Nervenzellen zu bilden. Das Nervengewebe kann lediglich die Verschaltung der bestehenden Zellen verändern. Dazu nutzt es das Wachstum kleiner Nervenzellausläufer, die sich mit einer anderen Zelle verbinden. Dieser Prozess dauert allerdings ziemlich lange. Mit der Folge, dass auch ein Training der Dehnungsrezeptoren in den Sehnen, Bändern und Muskeln viel Zeit braucht. Mit dem sogenannten propriozeptiven Training stärkt man die sensorischen Informationen aus den Körperteilen und die Signalverarbeitung im Gehirn, sodass wir besser und genauer unseren Körper wahrnehmen können. In der Praxis bedeutet das: Mit Balancekissen, Wackelbrettern oder einbeinigen Standübungen wird der Gleichgewichtssinn trainiert. Eine typische Übung ist mit einem Bein auf einem Balancekissen zu stehen – mit geschlossenen Augen. Je besser das gelingt, desto schneller und leichter können wir uns bewegen. Mit einem solchen Training ist der Körper in der Lage, sozusagen vorauszuahnen, was als Nächstes passieren muss. Etwa schnell das Sprunggelenk aufzurichten, bevor es umknickt. Jeden Weg, den Sie zu Fuß machen können, sollten Sie daher sehr bewusst gehen. Besonders das Gehen auf unebenem Grund übt die Tiefenwahrnehmung in ganz besonderem Maße. Wer häufig spazieren geht, dessen Muskeln reagieren auch leichter auf die Reize. Lassen Sie sich also von dem sperrig klingenden Begriff „propriozeptives Training" nicht abschrecken. Sie müssen sich diesen Begriff nicht einmal merken. Wenn Sie den bisherigen Empfehlungen zu mehr Bewegung und Aktivität folgen, trainieren Sie diesen Bereich fast automatisch mit. Ein paar Gleichgewichtsübungen zum Beispiel auf dem Balance-Kissen sind das i-Tüpfelchen, um Ihr Programm abzurunden. Wenn Sie Interesse an einem solchen Training haben, sprechen Sie Ihren Arzt oder Physiotherapeuten darauf an.

Vor dem Beginn eines gezielten Gleichgewichtstrainings sollten Sie über den Ausgangswert Ihres Fitnesszustandes Bescheid wissen, den Sie durch Ihren Arzt oder Ihre Ärztin erhalten. Auch eine Verordnung für eine Physiotherapie ist möglich. Die Therapeuten und Therapeutinnen können dann eine Beurteilung erstellen und Ihre körperlichen Fähigkeiten quantifizieren, sprich Ihre Fitnesswerte in Zahlen erfassen. Aufgrund dieser Werte wird dann im Fitnessstudio oder durch einen Personal Trainer ein auf Sie zugeschnittener Trainingsplan erarbeitet. Falls Sie das selbst zahlen müssen, ist vor allem ein Personaltrainer nicht ganz billig, sodass Sie diesen nur für die ersten Stunden engagieren sollten. Am besten, Sie setzen sich Zwischenziele, insbesondere dann, wenn Sie das Training ohne Supervision machen. So haben Sie die Sicherheit, dass das Training funktioniert, und Sie können frühzeitig erkennen, wenn es nicht funktioniert, um das Programm dann umzustellen. Daneben sollten Sie natürlich Ihr Krafttraining keinesfalls vernachlässigen. Mit Kraft- und Gleichgewichtsübungen kann man übrigens nicht früh genug beginnen, um bis ins hohe Alter mobil und unabhängig zu bleiben.

SPORT, ABER SICHER!

So wichtig Bewegung ist, Sie sollten auch Wert auf Sicherheit legen. Gehen Sie diese Checkliste durch, bevor Sie starten.

- **VORBEREITUNG** Ich habe mich bewusst für diesen Sport/dieses Training entschieden und weiß, inwiefern es bei Osteoporose geeignet ist und was ich beachten muss.
- **BERATUNG** Ich habe mit meinem Arzt oder einer anderen Fachperson darüber gesprochen, ob dieser Sport/dieses Training für mich geeignet ist.
- **TAGESFORM** Ich fühle mich heute ausreichend fit, bin beispielsweise nicht erkältet, habe keine Kopfschmerzen. Ich habe ausreichend gegessen und getrunken.
- **WETTER** Falls ich draußen Sport treiben will: Das Wetter ist geeignet, es herrscht weder zu große Hitze noch Kälte und Glätte. Es ist auch nicht zu windig oder regnerisch.
- **AUSRÜSTUNG** Laufschuhe, Nordic-Walking-Stöcke oder was immer ich für meinen Sport brauche, sind in einem guten Zustand. Ich trage passende Kleidung.
- **GEMEINSCHAFT** Ich trainiere mit anderen, habe ein Handy dabei oder es weiß zumindest jemand, wie lange ich weg sein werde und wo ich bin.
- **EINSTELLUNG** Ich weiß, dass Gesundheit wichtiger ist als Höchstleistungen. Wenn ich spüre, dass ich an meine Grenzen komme, beende ich das Training.

Trotz Risiko aktiv sein

Viel Bewegung ist also, zumindest auf lange Sicht, der beste Schutz vor Stürzen und Verletzungen. Wahr ist aber natürlich auch, dass in einem aktiven Alltag und beim Sport Unfälle passieren können, zu denen es, wenn Sie nur auf der Couch säßen, nicht käme. Ein Dilemma, das sich aber lösen lässt. Entscheidend ist, dass Sie Ihre sportlichen Aktivitäten immer den persönlichen Fähigkeiten anpassen. Das setzt voraus, dass Sie alle Risiken kennen. Einerseits die Risiken, die mit bestimmten Übungen oder Sportarten einhergehen, andererseits aber auch Ihr persönliches Risiko, zu stürzen und sich dabei zu verletzen, das bei Osteoporose und insbesondere im Alter nun einmal generell höher ist als bei jungen, knochengesunden Personen.

SCHNELL AUFSTEHEN. Es gibt viele Tests, um das Sturzrisiko zu beurteilen. Einer der bekanntesten ist der sogenannte Chair-Rising-Test. Dabei sitzen die Patientinnen auf einem Stuhl und müssen fünfmal hintereinander so schnell wie möglich wieder aufstehen. Die Arme sind verschränkt, damit man sich nicht auf die Stuhllehne stützen kann. Wenn man für das Aufstehen mehr als zehn Sekunden benötigt, ist das ein Hinweis auf ein erhöhtes Sturzrisiko.

Stürze im Alter sind vor allem einer schwachen Beinmuskulatur zuzuschreiben oder schlecht beweglichen und schmerzenden Gelenken. Schätzungsweise fünf Prozent der Stürze führen zu Knochenbrüchen allgemein und ein bis zwei Prozent zu Brüchen am Hüftgelenk. Auch bei weniger folgenschweren Stürzen dauert eine Heilung oft lang. Bei einem Bruch haben Sie aber nicht nur mit den körperlichen Folgen zu kämpfen, sondern auch mit den seelischen Belastungen. Ihr Selbstvertrauen, Ihren Alltag eigenständig und aktiv zu gestalten, bekommt einen Dämpfer. Und vielleicht wächst die Angst, erneut zu stürzen. Mehr darüber, wie Sie dann Ihre Seele wieder aufbauen, erfahren Sie im fünften Kapitel.

Vor allem dann, wenn Sie mit Sport oder einem gezielten Trainingsprogramm beginnen wollen, sollten Sie eine möglichst konkrete Vorstellung davon haben, wie hoch Ihr persönliches Sturzrisiko ist. Das Sturzrisiko hängt von verschiedenen Faktoren ab. Einige können Sie positiv beeinflussen, zum Beispiel durch ein Aufbautraining gegen Muskelschwäche in den Beinen. Lassen Sie auch prüfen, ob Sie mit Ihrer Brille gut sehen oder mit Ihrem Hörgerät gut hören können, um gefährliche Situationen schnell zu erkennen. Sollten Sie an erheblichen Blutdruckschwankungen leiden, kann es unter Umständen sinnvoll sein, blutdruckregulierende Medikamente durch Ihren Hausarzt oder Kardiologen anpassen zu lassen. Auch Medikamente, zum Beispiel starke Schmerz- oder Schlafmittel, können das Risiko kurzfristig erhöhen und sollten daher überprüft werden.

Über das Risiko zu stürzen können Sie natürlich mit Ihrer Ärztin oder Ihrem Arzt sprechen. Diese haben bestimmte Instrumente zur Hand, um das ungefähre Sturzrisiko einzuschätzen. Die Instrumente messen auch indirekt die Sturzangst anhand einer vierstufigen Skala, mit der ermittelt wird, wie sicher und kompetent Sie sich in bestimmten Situationen selbst einschätzen. Dabei stehen in der Regel 16 Handlungen zur Auswahl, die mit dem Risiko eines Sturzes verbunden sind. Einen Fragebogen zur Selbsteinschätzung, der sich daran orientiert, finden Sie auf Seite 167.

So wichtig es ist, sich ärztlichen Rat einzuholen, sollte auch der gesunde Menschenverstand bei Ihren sportlichen Aktivitäten immer mit an Bord sein. Viele einfache Sicherheitsregeln liegen eigentlich auf der Hand, werden aber, wenn die Motivation sehr hoch ist (was eigentlich sehr erfreulich ist!), mitunter vernachlässigt. Wenn Sie bisher den Tag über meist nur auf dem Bürostuhl saßen, sollten Sie nicht sofort mit Joggen im Wald loslegen, sondern mit Bedacht starten. Auch ein normaler Spaziergang über unebenes Gelände trainiert sowohl die Muskulatur als auch, wie eben beschrieben, die Wahrnehmung. Sicher unterwegs sind Sie dann mit Nordic-Walking-Stöcken und festem Schuhwerk. Machen Sie sich das Training nicht zu leicht, aber auch nicht zu schwer und riskieren Sie keine Unfälle oder Verletzungen. Gehen Sie am besten, bevor Sie starten, einmal die Checkliste auf Seite 103 durch. Wenn Sie alles abhaken können, dann heißt es: Viel Spaß beim Training!

KNOCHENFUTTER – DIE ROLLE DER ERNÄHRUNG

Wie Sie sich ernähren, hat großen Einfluss auf Ihre Gesundheit und Ihr Wohlbefinden. Bei Osteoporose sollten Sie bewusst darauf achten, dass Sie gut mit Kalzium und anderen Stoffen versorgt sind, die Ihre Knochen stark machen.

Warum Abwechslung so wichtig ist

Neben Kalzium und Vitamin D gehören auch noch andere Mikronährstoffe sowie Proteine zur knochengesunden Ernährung.

Das ist doch einmal eine erfreuliche Nachricht: Sie können eigentlich alles essen, was Ihnen schmeckt. Vorausgesetzt, Sie essen wenig Fertignahrung und abwechslungsreich. Eine gesunde Ernährung ist natürlich für alle Menschen wichtig, in allen Altersstufen und allen Lebenslagen. Noch einmal bedeutsamer wird sie für Menschen mit Osteoporose. Denn es ist erwiesen, dass knochengesundes Essen den Verlauf der Krankheit positiv beeinflusst. Aber was ist knochengesunde Ernährung? Die Antwort in Kurzfassung entspricht dem, was für die meisten Menschen gilt: Ernähren Sie sich abwechslungsreich, nach Art der mediterranen Ernährung. Das bedeutet, dass Sie viel Gemüse, Hülsenfrüchte, Vollkornprodukte und Olivenöl essen sollten, hin und wieder Fisch und eher selten Fleisch. Auch Milchprodukte sind wichtig, da sie viel Kalzium liefern.

Ziemlich auf den vorderen Rängen Ihres Speiseplans stehen neben Kalzium auch Eiweiße beziehungsweise Proteine, die sowohl über tierische als auch über pflanzliche Nahrung aufgenommen werden können. Proteine brauchen wir unbedingt, damit Knochen und Muskeln stark bleiben. Einige Tage lang kommt der Körper zwar ohne Kohlenhydrate und Fette aus, aber Proteine sollte er möglichst oft erhalten. Daneben bemühen sich aber noch andere Substanzen still und heimlich, Muskeln erfolgreich aufzubauen und Knochen stark zu machen – die Mikronährstoffe. Makronährstoffe, das sind Kohlenhydrate und Fette, machen uns satt. Die Mikronährstoffe, also Vitamine, Mineralien und Spurenelemente, sind jedoch ebenfalls lebensnotwendig. Der Körper kann sie zum großen Teil nicht oder nicht in genügenden Mengen selbst produzieren. Daher müssen wir sie zwangsläufig mit der Nahrung aufnehmen. Neben dem Aufbau von Muskeln und Knochen sind Mikronährstoffe auch unentbehrlich für das Immunsystem sowie den Stoffwechsel und ganz allgemein für unsere körperliche und geistige Leistungsfähigkeit. Wenn sie dem Körper auf längere Zeit fehlen, können Krankheiten auftreten oder sich verschlimmern. Ein zu geringer Anteil an den Vitaminen B12, D und K kann zum Beispiel eine Osteoporose begünstigen. Gerade wenn Sie sehr anstrengend trainieren und viel schwitzen, brauchen Sie viel von diesen Substanzen, weil sie durch starkes Schwitzen verloren gehen. Auch Kupfer, Eisen und Zink haben möglicherweise einen Einfluss, wobei die Datenlage hier nicht eindeutig ist.

Wie Sie sich schon denken können, gibt es auch Lebensmittel, die für den Knochen schlecht sind. In geringen Mengen genossen sind sie kein Problem. Aber wer sich über längere Zeiträume hauptsächlich von Currywurst oder Fertigpizzen ernährt, wird irgendwann die Zeche dafür zahlen müssen. Vermeiden sollten Sie möglichst Fertiglebensmittel, zu viele tierische Produkte und zu viel Frittiertes. Fertigprodukte enthalten oft zu viel Salz und zu wenig Ballaststoffe, was, wie die meisten Menschen wissen, alles andere als gesund ist. Weniger bekannt ist, dass auch große Mengen Phosphat enthalten sind, was sich bei Osteoporose negativ auswirkt. Betroffene haben daher einen guten Grund mehr, das sogenannte Junkfood zu meiden und lieber frisch und gesund zu kochen.

Kalzium und Vitamin D sind ein Muss

Über Kalzium und Vitamin D haben Sie bereits im zweiten Kapitel einiges erfahren, da die ausreichende Versorgung mit Kalzium und Vitamin D die Basistherapie bei Osteoporose darstellt. Kalzium steht ganz vorn, wenn es um einen gut funktionierenden Knochenstoffwechsel geht. Von seiner Menge her gesehen ist dieser Mineralstoff am häufigsten im menschlichen Körper vertreten. Nicht zu Unrecht wird Kalzium als Knochenmineral bezeichnet, denn es baut zum einen den Knochen auf, zum anderen lagert im Knochen und den Zähnen der allergrößte Teil des Kalziumvorrats des menschlichen Körpers. Wie aber kommt es überhaupt in die Knochen? Zunächst landet das Kalzium aus dem Essen im Darm. Hier übernimmt das Vitamin D, das dafür sorgt, dass Kalzium aus dem Magen-Darm-Trakt aufgenommen wird und ins Blut übergehen kann. Von dort aus wird das Kalzium zum Knochen transportiert und dort eingebaut. Das Knochenmineral ist aber nicht nur von elementarer Bedeutung für die Stabilität und Härte unserer Knochen, sondern es hat noch andere Funktionen im menschlichen Körper, zum Beispiel ist es für die Blutgerinnung notwendig und stabilisiert die Zellwände. Ebenfalls brauchen wir Kalzium für die Signalübermittlung zwischen den einzelnen Zellen, damit Reize in elektrische Impulse umgewandelt und weitergegeben werden können. Auch für das Hören und Sehen und für die Bewegungen der Muskulatur spielt Kalzium eine zentrale Rolle. Bekommt der Körper zu wenig Kalzium über das Essen, ist also zu wenig Kalzium im Blut, greift er automatisch auf seine größten Kalziumvorräte in Knochen und Zähnen zurück. Auf Dauer kommt es dadurch zu einem Kalziummangel, der buchstäblich an Ihrer Knochenmasse nagt. Sind die Knochen aber nicht stabil genug, können sie leichter brechen, und zwar schon bei geringer Krafteinwirkung.

KALZIUM IM DARM. Manche Stoffe in Lebensmitteln machen es dem Körper schwerer, Kalzium zu verwerten. Dazu gehören zum Beispiel Oxalate im Spinat oder Phytat in Getreideprodukten. Auf einen ausgewogenen Speiseplan gehören diese Lebensmittel trotzdem – was zählt, ist Vielfalt und Abwechslung. Im Allgemeinen kann der Darm mehr Kalzium aufnehmen, wenn die Kalziumzufuhr über den Tag verteilt erfolgt.

Achten Sie auf eine ausreichende Kalziumzufuhr. Zur Erinnerung: Erwachsene sollten ungefähr 1000 mg pro Tag zu sich nehmen. Im zweiten Kapitel haben Sie bereits erfahren, dass in manchen Fällen Kalziumpräparate sinnvoll sind und was dabei zu beachten ist. Grundsätzlich gilt aber: Sehr viele Lebensmittel sind reiche Kalziumquellen, es ist also für viele Menschen gut möglich, den Bedarf über die Ernährung zu decken. Wie das gelingt, erfahren Sie ab Seite 122.

Bei Vitamin D, der zweiten Säule der Basistherapie, sieht das anders aus: Den Bedarf allein über die Ernährung zu decken, ist nahezu unmöglich. Ein bisschen Vitamin D steckt aber doch im Essen, mehr auf Seite 124. Die wichtigste Vitamin-D-Quelle ist unsere körpereigene Vitamin-D-Fabrik, die aber nur funktioniert, wenn unsere Haut ausreichend Sonnenlicht abbekommt. Gerade für ältere Menschen und Personen mit Osteoporose ist es daher oft sinnvoll, zusätzlich Vitamin-D-Präparate einzunehmen, was bereits im zweiten

Kapitel bei der Basistherapie beschrieben wurde. Klar ist auf jeden Fall: Wer mit Osteoporose zu kämpfen hat oder auch nur vorbeugend seine Knochen stärken möchte, kommt an Vitamin D nicht vorbei. Denn das Knochenmineral Kalzium braucht Vitamin D, es ist, wie schon mehrfach beschrieben, für den Knochenstoffwechsel essenziell. Aber auch viele andere Stoffwechselprozesse benötigen das Sonnenvitamin. Fast sämtliche Zellen im menschlichen Körper besitzen einen sogenannten Vitamin-D-Rezeptor. Das ist ein Eiweiß, an welches das Vitamin D andockt und damit verschiedene Effekte in der Zelle auslöst. Das Vitamin hält den Kalzium- und Phosphatspiegel im Blut im Normalbereich, also im Gleichgewicht. Und nicht zuletzt stärkt Vitamin D auch unser Immunsystem und wirkt gegen Entzündungen. Kurz zusammengefasst: Vitamin D ist ein Tausendsassa, weil es in eine Vielzahl verschiedener Prozesse unseres Körpers eingebunden ist.

VITAMIN D STÄRKT AUCH DIE MUSKELN. Vitamin D beeinflusst auch die Proteinbiosynthese in Muskelzellen, also die Herstellung der Proteine, die wir für Muskelwachstum und -reparatur brauchen. Große Studien kamen zu dem Ergebnis: Ein optimaler Vitamin-D-Spiegel ist in der Regel mit einer großen Muskelmasse und einer besseren Muskelkraft verbunden. Dagegen schwächeln die Muskeln bei Vitamin-D-Mangel.

Zahlreiche Studien weisen darauf hin, dass ein Mangel an Vitamin D eine Reihe von krankhaften Veränderungen in unserem Körper auslösen kann. Ganz sicher nachgewiesen ist, dass zu wenig Vitamin D bei älteren Menschen die Wahrscheinlichkeit von Stürzen erhöht. Es bleibt also dabei: Sorgen Sie dafür, dass Sie sehr gut mit Vitamin D versorgt sind, mindestens 800 Internationale Einheiten pro Tag sollten es sein. Wie schaffen Sie das? Allgemein lässt sich sagen, dass die Eigenproduktion des Körpers, ausreichend Sonnenlicht vorausgesetzt, zumindest bei jüngeren Menschen einen Großteil des Bedarfs deckt. Der Rest muss über die Nahrungs zugeführt werden. In der Praxis klappt das aber oft nicht, aus verschiedenen Gründen: weil die Sonne hierzulande im Winter nun einmal schwächelt, weil wir (was eigentlich sehr vernünftig ist) auf guten Sonnenschutz achten und auch deshalb, weil die wunderbare Fähigkeit zur Vitamin-D-Synthese im Alter bedauerlicherweise nach und nach verloren geht, weshalb bei über 70-Jährigen selbst die Sommersonne allein nicht ausreicht. Auch die Frage, wie oft wir uns überhaupt im Freien aufhalten, spielt natürlich eine entscheidende Rolle. Menschen mit Osteoporose (und auch viele andere) sollten daher mit Vitamin-D-Präparaten nachhelfen (in der Regel 1 000 Internationale Einheiten täglich). Vor allem dann, wenn der Verdacht besteht, dass Sie unter einem schweren Vitamin-D-Mangel leiden, kann es auch sinnvoll sein, Ihren Vitamin-D-Spiegel bestimmen zu lassen. Sprechen Sie darüber mit Ihrer Ärztin oder Ihrem Arzt. Kommt dabei heraus, dass Ihr Vitamin-D-Spiegel sehr niedrig ist, kann es durchaus sein, dass Ihnen zum Ausgleich deutlich höhere Dosen empfohlen werden.

Proteine für Ihre Muskeln

Kalzium und Vitamin D sind wichtig, aber nicht alles. Sie haben nun schon einiges darüber erfahren, wie wichtig Bewegung für Sie ist und dass schwache Knochen von starken Muskeln profitieren. Damit sich das Training lohnt und die Muskelkraft zunimmt, ist es aber entscheidend, dass Sie genug Proteine, umgangssprachlich Eiweiß genannt, zu sich nehmen. Proteine sind die wichtigsten Bausteine des Lebens. Sie bauen Zellen und Gewebe auf und liefern uns Energie. Sie wirken zwar nicht direkt auf den Knochen, sind aber indirekt ein unersetzliches Nahrungsbestandteil, um den Knochen zu festigen. Wichtig ist auch zu wissen, dass es viele verschiedene Proteine gibt. Das Thema ist sehr komplex und könnte locker ein ganzes Buch füllen. Wenn Sie sich gesund ernähren wollen, benötigen Sie vor allem die Eiweißbestandteile, auch Aminosäuren genannt, die der Körper nicht selbstständig erzeugen kann. Leucin, Isoleucin und Valin gehören zu dieser Gruppe der sogenannten essenziellen Aminosäuren.

Wie viel Eiweiß Menschen benötigen, hängt von verschiedenen Faktoren ab wie Muskelmasse, Körpergewicht und -größe sowie davon, wie sehr wir körperlich aktiv sind. Generell gilt: Ein Gramm Eiweiß pro Kilogramm Körpergewicht brauchen jede Frau und jeder Mann im Durchschnitt. Bei Ausdauersportlern erhöht sich die Menge auf bis zu 1,6 g pro kg Körpergewicht, bei Kraftsportlern sind es sogar 1,8 g pro kg Körpergewicht. Je nach dem Umfang Ihres Trainingspensums müssen Sie daher auch die notwendige Eiweißmenge anpassen. Wenn Sie älter als 60 sind, benötigen Sie wahrscheinlich auch mehr Eiweiß. Im höheren Lebensalter entwickeln wir nämlich eine sogenannte Eiweiß- oder anabole Resistenz. Damit

DIE WICHTIGSTEN MIKRONÄHRSTOFFE

Ernähren Sie sich abwechslungsreich, denn Ihre Knochen brauchen verschiedene Mineralstoffe, Vitamine und Spurenelemente.

	WARUM WICHTIG?	WO ENTHALTEN?
KALZIUM	„Knochenmineral"; gehört zur Basistherapie (Seite 33)	Milch- und Milchprodukte, grünes Gemüse, manches Mineralwasser
VITAMIN D	Essenziell für Knochenstoffwechsel; gehört zur Basistherapie (Seite 37)	Nur wenig in der Nahrung. Wichtigste Quelle: Sonnenlicht
VITAMIN K	Knochenstoffwechsel: nötig, um Knochenmatrix zu bilden	Kohl, Salat, Milch- und Milchprodukte, Fleisch, Eier
VITAMIN A	Hilft bei Zellwachstum und -teilung, daher wichtig für Knochen	Leber, Ei, Käse, fetter Fisch, gelbes Gemüse und Obst, grünes Blattgemüse
VITAMIN C	Wichtig für Knochenaufbau	Gemüse und Obst, Kartoffeln
VITAMIN E	Am Knochenstoffwechsel beteiligt	Pflanzenöle, Nüsse und Samen
VITAMIN B12	Zusammenhang mit Osteoporose wahrscheinlich, aber noch unklar	Tierisches wie Fleisch, Fisch, Milch, Käse, Ei
MAGNESIUM	Bestandteil der Knochenmatrix; hilft u.a., Kalzium in Knochen einzulagern	Nüsse und Samen, Vollkornprodukte, Hülsenfrüchte, grünes Blattgemüse, Kakao
MANGAN	Baustein für Knochen	Vollkornprodukte, Nüsse, Hülsenfrüchte, Blattgemüse, Obst, Meeresfrüchte
PHOSPHOR	Baustein für Knochen	Fast überall enthalten

Proteine nicht vergessen! Eiweiß bzw. Proteine sind keine Mikronährstoffe im engeren Sinne und kein Bestandteil der Knochen, gehören aber dennoch auf Ihren Speiseplan. Denn Proteine sind wichtig für Ihre Muskulatur. Der Bedarf steigt zudem im Alter und wenn Sie trainieren.

ist gemeint, dass ältere Menschen mehr Eiweiß als jüngere brauchen, um Muskeln aufzubauen. Besonders wenn Sie gerade Ihr Muskelaufbau-Training starten, sollten Sie darauf achten, Leucin, Isoleucin und Valin zu sich nehmen. Sie wirken anabol, also muskelaufbauend, stärken aber auch die Ausdauer. Leucin stimuliert den Muskelaufbau zusätzlich durch die Aktivierung eines wichtigen Enzyms. In der Praxis bedeutet das: Fühlen Sie sich nach einem Training erschöpft, ist es besser, sich zunächst mit einer proteinreichen Mahlzeit zu stärken und dann erst Kohlenhydrate essen. Leucin findet sich in größeren Mengen in Hülsenfrüchten, aber auch in Fisch und Fleisch. Falls Sie Eiweiß nicht vertragen – weil Sie zum Beispiel allergisch auf Eiweiß reagieren –, können Sie auch auf Molkepulver oder hochwertige Proteinshakes zurückgreifen.

Vielfalt für den Knochenstoffwechsel

Knochengesunde Ernährung ist abwechslungsreich. Denn es gibt zahlreiche Mineralien, Vitamine und Spurenelemente, die den Knochenstoffwechsel positiv beeinflussen. Auf der gegenüberliegenden Seite finden Sie eine Übersicht. Lassen Sie sich von der Fülle an Informationen aber nicht abschrecken. Es ist zwar gut, darüber Bescheid zu wissen, und auch ratsam, auf Grundlage dieses Wissens den ein oder anderen neuen Akzent in Ihrem Speiseplan zu setzen. Doch anders als bei Kalzium und Vitamin D, bei denen Sie bewusst auf eine ausreichende Versorgung achten sollten, gilt für die meisten der folgenden Stoffe: In der Regel sind die meisten Menschen damit ausreichend versorgt, vorausgesetzt, dass keine gesundheitlichen Einschränkungen vorliegen und keine Lebensmittelgruppen komplett gemieden werden (zum Beispiel vegane Ernährung) – und vorausgesetzt, dass man sich tatsächlich gesund, ausgewogen und abwechslungsreich ernährt. Es geht also nicht darum, dass Sie alle Details rund um relevante Mikronährstoffe auswendig lernen müssen. Die folgenden Informationen sollen Ihnen vielmehr eine gesunde, ausgewogene Vielfalt auf dem Teller schmackhaft machen.

Neben Kalzium und Vitamin D sind vor allem die Vitamine K und C sowie Magnesium für den Knochenstoffwechsel wichtig. Auch sie tragen dazu bei, Kalzium in den Knochen einzubauen. Vitamin C ist zum Beispiel in der frühen Bauphase des Knochens wichtig und hat einen wenn auch geringen Einfluss auf die Knochenfestigkeit. Ohne ausreichend Vitamin C kann der Körper nur Vorstufen von Kollagen produzieren, was die Knochenstruktur schwächen kann. Kollagen ist ein sogenanntes Strukturprotein und verleiht unseren Knochen Struktur und Festigkeit. Außerdem wirkt Vitamin C auch bei der Knochenheilung und unterstützt die Absorption von Eisen, also dessen Aufnahme in den Körper. Gesunde Knochen sind auf Eisen angewiesen. Denn ohne Eisen kann der Körper kein neues Hämoglobin bilden und keinen Sauerstoff zum Knochen transportieren, den der Knochen aber für die Regeneration unbedingt benötigt.

Dem Vitamin K haben Sie bisher vermutlich wenig Aufmerksamkeit gezollt. Doch völlig zu Unrecht. Mittlerweile ist klar, dass es sowohl für die Blutgerinnung als auch für den Knochenstoffwechsel eine große Bedeutung hat. Der Körper braucht dieses Vitamin, um die sogenannte Knochenmatrix zu bilden – das ist sozusagen das verkalkte Grundgerüst des Knochens oder auch, etwas schöner ausgedrückt, seine Innenarchitektur. Vitamin K existiert in zwei unterschiedlichen Formen. Vitamin K1 kommt in pflanzlichen, Vitamin K2 in tierischen und bakteriell fermentierten Lebensmitteln vor. Es zählt genauso wie Vitamin D zu den fettlöslichen Vitaminen. Dies bedeutet, dass wir es zusammen mit Fetten oder Ölen essen müssen, damit der Körper es aufnehmen kann.

UNNÖTIGE KOMBIPRÄPARATE. Vitamin K wird in Nahrungsergänzungsmitteln häufig in Kombination mit Vitamin D angeboten. Viele glauben daher, dass Vitamin K für die Therapie der Osteoporose genauso wichtig ist wie Vitamin D. Das ist jedoch wissenschaftlich nicht erwiesen. Richtig ist nur die Aussage, dass Vitamin K zur Erhaltung normaler Knochen beiträgt.

Nicht unterschätzen sollte man die Spurenelemente Zink, Selen und Mangan. Vor allem Selen ist lebensnotwendig. Es schützt den Körper vor Infektionen und vor Zellschäden durch freie Radikale, also sehr reaktionsfreudige und potenziell gefährliche Moleküle. Auch Zink schützt vor Infektionen und sorgt darüber hinaus für das Wachstum und die Heilung von Zellen, ist also auch für den Knochenaufbau bedeutsam. Das Spurenelement Mangan ist an dem Auf- und Abbau von Kohlenhydraten, Fetten und Eiweiß beteiligt. Außerdem braucht es der Körper, um Kollagen herzustellen.

Auch Magnesium ist ein zentraler Bestandteil der Knochenmatrix und trägt dazu bei, die Knochen zu mineralisieren, also Kalzium in den Knochen einzulagern, sodass die Knochendichte und -stabilität erhalten bleiben. Der Mineralstoff regt das Vitamin D an oder, salopp ausgedrückt, es hilft ihm auf die Sprünge, um seine Rolle im Knochenstoffwechsel zu erfüllen. Wenn Sie eine magnesiumreiche Mahlzeit essen, unterstützen Sie damit auch die Arbeit der Osteoblasten. Magnesium brauchen wir also für die Knochenbildung und für die Regeneration von Knochensubstanz. Zusammen mit Kalzium und Vitamin D balanciert es den Kalziumhaushalt im Körper aus. Der Knochenstoffwechsel leidet, wenn der Körper zu wenig Magnesium und Kalzium aufweist. Aber nicht nur Ihre Knochen, auch Ihre Muskeln sind auf den Mineralstoff angewiesen.

DER GEGENSPIELER. Vielleicht haben Sie schon einmal nach einem Wadenkrampf Magnesiumkapseln genommen. Der Mineralstoff wirkt als Gegenspieler von Kalzium, das für die Muskelkontraktion zuständig ist. Mit Magnesium können sich die Muskeln entspannen, weil es die Wirkung von Kalzium ausgleicht. Aber Achtung: Ob Magnesiumpräparate von vornherein Muskelkrämpfe verhindern können, ist wissenschaftlich nicht bewiesen.

Der Grund, warum Magnesium für die Muskeln so wichtig ist: Es ist maßgeblich an der Produktion von Adenosintriphosphat (ATP) beteiligt, dem wichtigsten Energiemolekül in den Zellen. Das ATP brauchen wir für alle energetischen Prozesse im Körper, einschließlich der Muskelarbeit. Hat der Körper zu wenig Magnesium, läuft auch die Energiearbeit in den Zellen nicht mehr rund. Die Muskeln ermüden dann schneller. Ein Magnesiummangel stört auch die Eiweißsynthese. Darunter leidet wiederum der Muskelaufbau, auch die Reparaturprozesse im Muskel können erheblich behindert werden. Magnesium reguliert außerdem den Elektrolythaushalt im Körper. Elektrolyte nennt man bestimmte, in Wasser gelöste Mineralsalze, dazu gehören Kalzium und auch Magnesium. Sie garantieren, dass Nerven und Muskeln normal funktionieren können. Befinden sich die Elektrolyte nicht im Gleichgewicht, können Muskelkrämpfe und andere Probleme auftreten. Wenn Sie regelmäßig sehr viel trainieren oder körperlich aktiv sind, brauchen Sie Magnesium in Ihrer Nahrung. So verhindern Sie Muskelverspannungen und -krämpfe und die Muskeln können sich nach dem Training schneller erholen.

Was hat eigentlich Vitamin B12 mit Osteoporose zu tun? Es gibt wohl einen Zusammenhang, der aber noch nicht endgültig wissenschaftlich erforscht ist. Es gibt aber Hinweise darauf, dass Menschen mit einem Mangel an Vitamin B12 häufiger an Osteoporose erkranken. Klar ist auch, dass mit zunehmendem Alter die Fähigkeit unserer Verdauungsorgane sinkt, Vitamin B12 aufzunehmen. Daher ist es generell ratsam, ab dem 50. Lebensjahr auf eine regelmäßige Zufuhr von Vitamin B12 zu achten. Besonders reich an Vitamin B12 sind beispielsweise Rindfleisch, Lachs, Miesmuscheln und Kalbsleber. Vitamin B12 ist nur in tierischen, nicht jedoch in pflanzlichen Lebensmitteln enthalten. Wenn Sie sich ausschließlich oder ganz überwiegend vegan ernähren, müssen Sie Vitamin B12 über Nahrungsergänzungsmittel aufnehmen. Die empfohlene Menge liegt bei 25 Mikrogramm täglich. Beachten Sie auch, dass die Aufnahme von Vitamin B12 durch bestimmte Substanzen erschwert wird. Das können beispielsweise sogenannten Säureblocker sein, die bei Magenproblemen verschrieben werden, sowie Medikamente gegen Rheuma, Cholesterinsenker und einige Antibiotika.

Vitamin E kommt Ihnen vermutlich bei Osteoporose nicht sofort in den Sinn, aber tatsächlich ist es am Knochenstoffwechsel beteiligt, wenngleich es im Vergleich zu anderen Nährstoffen wie Vitamin D oder Kalzium weniger direkt wirkt. Die Forschung zu den genauen Mechanismen, wie Vitamin E den Knochenstoffwechsel beeinflusst, ist noch im Gange. Einige Studien legen aber nahe, dass Vitamin E die Knochenmineraldichte positiv beeinflusst, indem es die Arbeit der Knochenaufbauzellen unterstützt und gleichzeitig die Knochenabbauzellen besser reguliert. Eine Hauptrolle spielt es besonders bei Entzündungen, wie sie zum Beispiel nach einem intensiven Muskeltraining auftreten können. Es unterstützt die Regeneration des Muskels, es kann aber auch Entzündungen an Gelenken bremsen. In erster Linie ist es ein starkes Antioxidans, das dabei hilft, Schäden in den Zellen zu reduzieren. Oxidation nennt man die chemische Reaktion eines Stoffes mit Sauerstoff. Wenn gesunde Zellen von freien Radikalen angegriffen werden, stehen sie unter oxidativem Stress. Schon länger wissen Forschende, dass chronische Entzündungen im Körper den Knochenabbau beschleunigen können. Es spricht einiges dafür, dass ausreichende Zufuhr von Vitamin E hilft, diesen Prozess zu verlangsamen. Vitamin E arbeitet natürlich Hand in Hand mit anderen Nährstoffen wie Vitamin D und Kalzium. Es unterstützt indirekt den Vitamin-D-Stoffwechsel, sodass die Kalziumaufnahme und -verwertung reibungslos funktionieren kann.

Säuren und Basen im Lot

Bei der richtigen Ernährung geht es aber nicht allein darum, dass alle benötigten Stoffe im Essen enthalten sein sollten. Es sind noch weitere Aspekte zu beachten, etwa der sogenannte Säure-Basen-Haushalt. Unser Körper verfügt über ein System, um diesen im Gleichgewicht zu halten. Am gesündesten ist es, wenn der pH-Wert des Blutes konstant in einem leicht basischen Bereich liegt. Bei bestimmten Erkrankungen oder wenn wir über einen langen Zeitraum viele eiweißhaltige und wenig basische Lebensmittel essen, kann es zu einer Art von „Übersäuerung" kommen. Das Übermaß an Säure versucht der Körper dann zu puffern, indem er wichtige Mineralstoffe wie Kalium, Magnesium und Kalzium ausscheidet. Es ist daher durchaus möglich, dass eine jahrelange einseitige Ernährung mit viel Fleisch und viel Getreide – Fleisch bildet starke, Getreide mittelstarke Säuren – Organe und vor allem die Knochenstabilität schädigen kann. Wenn Sie viel Fleisch essen, also zum Beispiel fünfmal in der Woche eine Bratwurst verzehren, sammeln sich im Körper viele Säuren an. Die Übersäuerung führt dann dazu, dass der Muskel nicht ausreichend mit Mikronährstoffen versorgt werden kann. Der Körper hat zwar eigentlich genug Eiweiß, das aber nicht in den Knochen eingebaut werden kann.

Eiweiß im Fleisch und in anderen Nahrungsmitteln brauchen wir aber, um Knochen und Muskulatur in einem guten Zustand erhalten. Auf Proteine sollten Sie daher nicht verzichten, erst recht nicht, wenn Sie gerade Ihre Muskeln aufbauen. In einer solchen Phase können Sie aber mit einer basischen Ernährung die sauren Effekte abschwächen. Dies gelingt sehr gut, wenn Sie viel Obst und Gemüse essen. Sie wirken alkalisierend, erhöhen also den pH-Wert und gleichen den sauren Effekt von Eiweiß aus.

KEINE GESCHMACKSFRAGE. Wie wirkt ein Lebensmittel auf den Säure-Basen-Haushalt? Am Geschmack können Sie sich nicht orientieren. Es kommt nicht darauf an, wie sauer etwas schmeckt, und ebenso wenig darauf, ob es viel oder wenig Säure enthält. Entscheidend ist vielmehr, wie der Körper die Säure verstoffwechselt. So haben zum Beispiel Zitronen, aber auch Kaffee viel Säure, im Körper wirken sie jedoch basenbildend.

Den Grad der Säurebelastung verschiedener Lebensmittel gibt man mit dem sogenannten PRAL-Wert an. Sehr stark säurebildend sind zum Beispiel bestimmte Käsesorten mit hohem Proteingehalt. Sie können einen PRAL-Wert von 23,6 erreichen. Problematisch wäre das aber vor allem dann, wenn man sehr große Mengen dieser Käsesorten essen würde, was bei einer normalen Ernährung nicht üblich ist. Fleisch kommt auf einen PRAL-Wert von 9,5, Milch hat dagegen einen vergleichsweise niedrigen Säurewert von 1,0. Unser tägliches Brot erreicht den Wert von 3,5. Minuswerte werden für basenbildende Lebensmittel genommen. Gemüse besitzt im Durchschnitt einen PRAL-Wert von –2,8 und Kartoffeln kommen auf –4,0.

Lieber ein paar Kilos mehr

Nicht ganz unerheblich bei einer Osteoporose ist, wie viel Körpergewicht Sie auf die Waage bringen. Am besten ist es natürlich, wenn Sie, bezogen auf Ihr Alter und Ihre Körpergröße, Normalgewicht erreichen. Aber im Gegensatz zu den bei vielen anderen Erkrankungen üblichen Empfehlungen und Ratschlägen wäre es auch nicht verkehrt, einige Kilos über dem Normalgewicht zu haben. Wenn Sie dann regelmäßig Sport treiben, stimulieren Sie ja trotzdem den Knochenaufbau. Im Umkehrschluss heißt das aber nicht, dass Menschen mit Übergewicht auch viel an Knochenmasse aufweisen. Das ist definitiv nicht der Fall. Und außerdem schadet starkes Übergewicht auf Dauer den Gelenken und der Wirbelsäule und beweglicher wird man damit sicher nicht.

Vor allem alte Menschen mit Osteoporose haben aber oft ein ganz anderes Problem mit den Pfunden: Sie sind untergewichtig. Ein zu geringes Gewicht erhöht jedoch erheblich das Risiko von Stürzen, es ist auch einer der Risikofaktoren für eine Osteoporose. Das gilt etwa ab einem Body-Mass-Index (BMI) unter 20. Ihren BMI können Sie sich selbst ausrechnen, die Formel lautet: Körpergewicht (in Kilogramm) geteilt durch Körpergröße (in Metern) zum Quadrat. Wenn Sie zu wenig Gewicht haben, verlieren Sie auf Dauer gesehen auch an Muskelmasse. Schwache Muskeln erhöhen wiederum das Risiko von Stürzen und Brüchen. Wahrscheinlich leidet dann auch die Körperstabilität und -koordination, was – hier beißt sich die Katze in den Schwanz – wiederum zu mehr Stürzen und Knochenbrüchen führen kann. Untergewicht ist in den meisten Fällen die Folge von Mangel-

GESUND ZUNEHMEN – SO GEHT'S

Tipps zum Abnehmen gibt es zuhauf. Was aber, wenn Sie ein paar Kilos zulegen wollen? So gelingt das auf gesunde Art.

- Nicht mit Junkfood: Mit Fast Food, Kuchen und Schokolade zuzunehmen, ist nicht gesund. Genuss ist zwar erlaubt, in Maßen können Sie sich also Süßigkeiten oder eine Pizza gönnen. Die Basis für die angestrebten zusätzlichen Kilos sollten aber gesunde Lebensmittel sein.
- Gesunde Kalorienbomben: Um zuzunehmen, müssen Sie die Kalorienzufuhr erhöhen. Dabei helfen Lebensmittel, die gesund, aber zugleich gehaltvoll sind, zum Beispiel: Avocados, Nüsse, Hülsenfrüchte, Vollkornbrot und -produkte, Lachs, Bananen.
- Fettreiche Milchprodukte: Gerade bei Osteoporose sind auch fettreiche Milchprodukte wie saure Sahne, Quark, Butter oder Vollmilchjoghurt empfehlenswerte Kalorienquellen.
- Kalorien zum Trinken: Bekanntlich wird allgemein empfohlen, Durst vorrangig mit Wasser und ungesüßtem Tee zu stillen. Wenn Sie aber zunehmen möchten, können gesunde Milch-Frucht-Shakes, Säfte oder auch Malzbier zusätzliche Kalorien liefern.
- Appetit anregen: Machen Sie sich Ihre Mahlzeiten schmackhaft, etwa indem Sie sie schön anrichten oder an einem schönen Ort, etwa auf dem Balkon, genießen. Überlegen Sie, was Sie besonders mögen oder früher sehr gemocht haben, und gönnen Sie sich das. Wenn Sie gern in Gesellschaft essen, verabreden Sie sich beispielsweise mit Freunden, Angehörigen oder Nachbarn zu Mahlzeiten.
- Regelmäßig essen: Lassen Sie keine Mahlzeiten ausfallen. Essen Sie regelmäßig morgens, mittags und abends. Gerade dann, wenn es Ihnen schwerfällt, größere Portionen zu essen, können weitere, über den Tag verteilte Zwischenmahlzeiten hilfreich sein.
- Noch ein paar Extrakalorien: Schmuggeln Sie noch ein paar zusätzliche Kalorien in Ihre Mahlzeiten, indem Sie etwas Sahne ins Müsli mischen, das Nudelgericht mit viel Parmesan aufpeppen oder hochwertige Pflanzenöle (z.B. kaltgepresstes Olivenöl) in die Suppe mischen.
- Ursachen erforschen: Warum haben Sie Untergewicht? Vielleicht waren Sie schon immer dünn und haben eine entsprechende Veranlagung. Oder ist es eher so, dass Sie seit einiger Zeit vor lauter Stress kaum zum Essen kommen? Oder haben Ihnen Trauer und Sorgen den Appetit geraubt? Gerade dann, wenn Sie in kurzer Zeit viel abgenommen haben, sollten Sie mit Ihrem Arzt abklären, ob eine körperliche oder seelische Erkrankung dahintersteckt.

ernährung oder einseitiger Ernährung. Der Körper bekommt dann auch nicht genügend Nährstoffe und der Knochen heilt nach Verletzungen oder Brüchen schlechter. Ein paar Tipps, wie Sie auf gesunde Weise zunehmen können, finden Sie auf der vorangehenden Seite. Wichtig dabei ist, ähnlich wie beim gesunden Abnehmen, dass Sie sich Zeit lassen und nicht übers Ziel hinausschießen. Gerade dann, wenn Sie deutliches Untergewicht haben, kann auch eine Ernährungsberatung und/oder eine ärztliche Beratung sinnvoll sein. So ist zum Beispiel geringer Appetit eine häufige Ursache von Untergewicht. Es gibt aber einige Möglichkeiten, um wieder Lust aufs Essen zu bekommen. Vielleicht haben Sie einige Lebensmittel nicht so gut vertragen und aus diesem Grund wenig gegessen. Auch mit regelmäßiger Bewegung, insbesondere solcher, die die Knochen belastet, lässt sich der Appetit steigern. Wenn Sie dann etwas an Gewicht zulegen und ein Kraft- und Muskeltraining machen, kann auch die Knochendichte wieder zunehmen.

So bekommen Sie alles, was Sie brauchen

Von der Theorie zur Praxis: Erfahren Sie, wie Sie sich ernähren sollten, um Ihre Knochen bestmöglich zu stärken.

Vielleicht schwirrt Ihnen nun ein wenig der Kopf und Sie befürchten, jetzt immer Proteine, Kalzium und Co im Kopf haben zu müssen, wenn Sie eigentlich nur essen wollen. Aber wie schon erwähnt, Sie müssen gar nicht über alles Bescheid wissen. Es lohnt sich trotzdem, sich zu informieren, aber gehen Sie es langsam an. Ein erster Schritt könnte es zum Beispiel sein, sich beim Lesen ein paar Notizen zu machen – am besten direkt auf Ihrem Einkaufszettel. Manche

Lebensmittel, an die man nicht gleich denken würde, eignen sich besonders gut. Wie wäre es mal mit einer Schale Beerenobst? Im Frühling wären zum Beispiel Erdbeeren eine gute Wahl auf Ihrem Speiseplan. Denn Erdbeeren besitzen einen hohen Vitamin-C-Anteil und zusätzlich noch viel Kalium und Magnesium. Auch Pflaumen haben viel von diesen beiden Mineralstoffen aufzuweisen. Der Spätsommer ist sowieso die beste Jahreszeit für Beerenobst. Wie wäre es mit Himbeeren oder mit Johannisbeeren, die auch etwas Magnesium liefern? Vor allem die schwarzen Johannisbeeren punkten mit sehr viel Vitamin C. Hervorragende Vitamin-C-Spender sind auch Kiwis. Sie stehen das ganze Jahr über zur Verfügung, haben jedoch den Nachteil, dass sie aufwendig aus fernen Ländern importiert werden müssen.

EINFACH, GESUND UND LECKER. Aus Beerenobst vermischt mit Quark oder Joghurt lassen sich leckere Nachspeisen zubereiten, die durch die Milchprodukte gleich noch eine Extraportion Kalzium liefern. Ein Tipp für mehr Genuss: Geben Sie die Früchte erst kurz vor dem Essen zu den Milchspeisen, weil sich sonst der Geschmack unangenehm verändern kann.

Für einen guten Start können Sie Ihren Tag mit einem Sesambrötchen oder Vollkornbrot beginnen, dazu gibt es zwei Scheiben Gouda und zwei kleine Tomaten. Zwei solcher Käsescheiben decken bis zu einem Drittel des Tagesbedarfs an Kalzium für Erwachsene. Für einen kleinen Snack zwischendurch oder als Zwischenmahlzeit bieten sich Nüsse an. So oft es Ihnen möglich ist, sollten Sie sich auch warme Mahlzeiten zubereiten.

Eiweiß ist nicht gleich Eiweiß

Wie schon erwähnt sind Eiweiß beziehungsweise Proteine ein Muss für Ihre knochengesunde Ernährung. Wenn Sie eiweißhaltige Nahrung wie Hülsenfrüchte, Käse und Eier immer mit verschiedenen anderen Nahrungsmitteln mischen, können Sie eigentlich nicht viel verkehrt machen. Die Mahlzeiten sollten Ihnen natürlich schmecken. Im Normalfall erhält der Körper so alle nötigen Nährstoffe, damit Gehirn, Nerven, Muskeln und Knochen reibungslos funktionieren können. Nahrungsergänzungsmittel brauchen Sie dann auch nicht. In vielen europäischen Staaten, auch in Deutschland, sind Menschen ab 50 jedoch nicht ausreichend mit Eiweiß versorgt. Das trifft für ein Drittel der Frauen und rund ein Viertel der Männer in Deutschland zu. Mit den bekannten Folgen. Denn wenn die Muskelmasse zu wenig Bausteine, sprich Proteine, bekommt, nimmt sie schnell ab. Möglicherweise haben Sie in den vergangenen Jahren in den Medien gelesen, dass zu viel Eiweiß Ihrer Gesundheit schaden kann, weil dann auch zu viel Kalzium über die Nieren ausgeschieden wird. Dieser Verdacht konnte in großen Studien widerlegt werden.

Es kommt aber auch darauf an, welche Art von Eiweiß Sie essen. Vielleicht haben Sie in diesem Zusammenhang schon einmal den Begriff „biologische Wertigkeit" gehört. Tierisches Protein gilt als höherwertiger, weil wir es besser in körpereigene Proteine umwandeln können als pflanzliches Eiweiß. Allerdings enthalten pflanzliche Lebensmittel andere wertvolle Bestandteile wie Vitamine, Fette, Mineralstoffe und Kohlenhydrate. Anders als der Begriff vermuten lässt, ist „höherwertiger" ist in diesem Fall nicht automatisch besser: Auch mit pflanzlichen Eiweißen können Sie die Muskulatur stärken und den Abbau der Muskelmasse aufhalten.

Die besten Kalziumlieferanten

Kennen Sie noch den Werbespruch „Die Milch machts"? Der Spruch stimmt ausnahmsweise sogar, zumindest wenn es um unsere Kalziumzufuhr geht. Milch und Milchprodukte enthalten das meiste Kalzium pro 100 g Lebensmittel. Milch hat 120 mg, Quark 90 mg und Buttermilch 110 mg. Die Nase vorn haben allerdings Käsesorten wie der Emmentaler Käse mit 1 200 mg, Parmesankäse kommt sogar auf 1 400 mg. Milch und Co weisen aber auch Nachteile auf. Sie können unter Umständen große Mengen an Kalorien enthalten, was bei Übergewicht ungünstig ist, und Fette, die den Cholesterinspiegel erhöhen. Zum Glück gibt es auch Gemüsesorten, die mit Kalzium in größeren Mengen aufwarten, vor allem Kohlsorten wie Grünkohl oder Brokkoli. 100 g Grünkohl verfügt zum Beispiel über ungefähr 150 mg Kalzium. Mit einer üblichen Portion Grünkohl (ungefähr 200 bis 250 g) lässt sich etwa ein Drittel des Tagesbedarfs decken. Karotten zu knabbern lohnt sich ebenfalls, 100 g davon liefern ungefähr 40 mg Kalzium. Auch Spinat und Rucola enthalten einiges an Kalzium. Bei anderen Gemüsesorten sieht es dagegen eher schlecht aus. Bei den Kräutern gelten Kresse, Petersilie und Kerbel als relativ reich an Kalzium. Das gilt ebenfalls für Datteln und Feigen. Zu den Kalziumlieferanten gehören auch Nüsse, Mandeln und Samen wie Sesam- und Chiasamen.

NÜSSE LIEFERN KNOCHENPOWER. Besonders Haselnüsse sind sehr nahrhaft. Sie enthalten viele ungesättigte Fettsäuren und sind eine gute Quelle für pflanzliches Eiweiß, Vitamin D, Vitamin E und Magnesium. 100 g Nüsse haben stolze 226 mg Kalzium aufzuweisen. Mit täglich einer Handvoll Nüssen (ungefähr 25 g) schenken Sie Ihren Knochen eine Extraportion Kalzium.

Eine Alternative können auch mit Kalzium angereicherte Lebensmittel sein, so enthalten zum Beispiel Frühstückszerealien sowie einige Pflanzendrinks wie Mandel- oder Sojamilch oft zusätzlich Kalzium.

Große Mengen an Kalzium sowie Magnesium können sich in bestimmten Mineral- und Heilwässern verbergen. Hier lohnt sich vor dem Einkauf ein Blick aufs Flaschenetikett. Achten Sie auf einen Gehalt von mehr als 400 mg pro Liter. Wenn Sie keine Milch oder Milchprodukte vertragen oder bewusst darauf verzichten, bekommen Sie mit einem solchen Wasser eine ordentliche Portion Kalzium. Wie Studien ergeben haben, ist es mindestens genauso gut wie Milch für den Körper verwertbar. Zusammen mit der normalen Ernährung reicht dann oft schon eine Dreiviertelliterflasche plus der täglichen Ernährung aus, um den Tagesbedarf zu decken. Vielleicht wechseln Sie hin und wieder mal die Sorten, um nicht die Lust am Wassertrinken zu verlieren. Am besten ist es, regelmäßig über den Tag verteilt etwas kalziumhaltiges Wasser zu trinken. Dies erhöht die sogenannte Bioverfügbarkeit, also die Menge an Kalzium, die vom Körper tatsächlich aufgenommen wird. Sogar zu späterer Stunde am Abend können Sie bedenkenlos kleine kalziumreiche Mahlzeiten wie einen Becher Joghurt essen oder auch ein Glas Mineralwasser trinken. Trinkwasser aus der Leitung enthält dagegen in der Regel nur sehr geringe Mineralstoffmengen und somit auch wenig Kalzium. Für ein kalziumhaltiges Frühstück wäre zum Beispiel eine Schale mit Naturjoghurt und frischen Beeren ideal. Wenn Sie mögen, geben Sie noch einen Teelöffel Leinsamen und vielleicht etwas Honig hinein. Dazu trinken Sie ein Glas frisch gepressten Orangensaft, der viel Vitamin C und auch ein bisschen Kalzium enthält.

Darin stecken die wichtigsten Vitamine

Wie schon erwähnt, ist es gar nicht so einfach, das Sonnenvitamin über unsere Nahrung zu bekommen. Allein über die Ernährung lässt sich der Bedarf nicht decken. Denn leider finden sich nennenswerte Mengen Vitamin D nur in sehr wenigen Lebensmitteln. Die meisten davon sind tierischen Ursprungs. Allen voran sind Seefische wie Lachs, Heringe oder Makrelen gute Vitamin-D-Lieferanten. 100 g Lachs enthalten beispielsweise ungefähr 16 µg (Mikrogramm) Vitamin D, der Hering 25 µg und Aale kommen auf 13 µg. Schon deutlich weniger enthält Rinderleber mit 1,7 µg Vitamin D pro 100 g. Immerhin etwa 22 µg lassen sich im Eigelb aufspüren. Vegetarische Alternativen sind zum Beispiel Pfifferlinge mit 2,1 µg oder auch Champignons mit 1,9 µg Vitamin D, jeweils pro 100 g. Diese Angaben dienen nur zur Orientierung, die genauen Werte können schwanken. Sie können Vitamin D auch in Margarine finden, wenn die Hersteller sie mit Vitamin D anreichern, genauso wie in manchen Milchprodukten und Pflanzendrinks. Neuerdings gibt es sogar Brot mit Vitamin-D-Hefe angereichert zu kaufen sowie UV- bestrahlte Pilze, die ebenfalls einen höheren Anteil des Vitamins enthalten. Für vegan lebende Menschen können solche Produkte eine gute Alternative sein. In Deutschland nehmen wir täglich nur bescheidene Mengen Vitamin D mit der Nahrung auf. Zwei bis vier Mikrogramm sind es nach der Schätzung der Deutschen Gesellschaft für Ernährung (DGE). Weil vor allem ältere Menschen mit Vitamin D unterversorgt sind, ist empfohlen, es zu substituieren, also Vitamin-D-Präparate einzunehmen. Achten Sie darauf, das Vitamin immer mit etwas Fett einzunehmen, denn es ist fettlöslich und benötigt Fett, damit der Körper es gut verwerten kann.

VITAMIN-D-MANGEL IM SONNIGEN SÜDEN. In Griechenland, Italien und Spanien wurden die niedrigsten Vitamin-D-Spiegel in Europa gemessen, ganz im Gegensatz zu Nordeuropa. Der Grund liegt vermutlich darin, dass in den nördlichen Ländern und auch in den USA zahlreiche mit Vitamin D angereicherte Nahrungsmittel angeboten werden. In den südlichen Ländern und auch in Deutschland ist das weniger üblich.

Im Gegensatz zum Vitamin D beschenken uns die Pflanzen mit reichlich Vitamin K. Größere Mengen sind besonders in fermentierten Produkten enthalten. Aber auch in grünem Blattgemüse findet sich viel Vitamin K. Ganz vorn steht gegarter Grünkohl mit einem Anteil von 713 µg Vitamin K auf 100 g, gekochter Spinat liefert 426 µg auf 100 g. Brokkoli (roh) enthält etwa 179 µg pro 100 g. Es kann auch eine gute Idee sein, Speisen mit etwas Petersilie aufzupeppen – 100 g davon enthalten stolze 548 µg Vitamin K. Auch für diese Angaben gilt natürlich wieder, dass die tatsächlich enthaltenen Mengen schwanken können. Pflanzliche Öle und einige Obstsorten wie Heidelbeeren und Feigen liefern ebenfalls Vitamin K, außerdem findet es sich zum Beispiel in Käse und in Sojabohnen. Den Vitamin-K-Bedarf zu decken, ist daher vergleichsweise einfach. Schon ein großer Teller mit Salat reicht zum Beispiel oft aus. Salate besitzen außerdem viele Ballaststoffe, sodass Sie damit auch die Verdauung ankurbeln können.

Mit Vitamin C sind wir heutzutage in unseren Breitengraden normalerweise gut versorgt. Der berüchtigte Skorbut, der auftritt, wenn man monatelang kein Vitamin C isst, gilt als besiegt. Nur bei einseitiger oder Mangelernährung können die Knochen Probleme bekommen, vor allem Schmerzen und eine erhöhte Anfälligkeit für Brüche sind als Folgen bekannt. Ausreichend Vitamin C hat also einen wichtigen Anteil an der Knochengesundheit. Das Vitamin ist in vielen Lebensmitteln erhalten, besonders in Obst oder Gemüse. Zitrusfrüchte wie Orangen, Grapefruit, Zitronen oder Limetten sind sehr reich an Vitamin C. Hervorragende Quellen sind auch rote oder grüne Paprika sowie Kiwis. Auch Grünkohl oder Brokkoli gehören auf diese Liste. Diese grünen Gemüsesorten können lecker schmecken, wenn sie gut zubereitet werden. Probieren Sie doch einmal, Spaghetti mit Grünkohl und Brokkoli und einer Soße mit Zitrone zu kochen. Obst kommt auf einen besonders hohen Anteil, so haben Acerolakirschen ungefähr 1 700 mg Vitamin C auf je 100 g, Hagebutten erreichen 1 250 mg und Sanddornbeeren 450 mg. Rote Paprika enthält 140 mg je 100 g, Zitrusfrüchte schwanken zwischen 45 und 50 mg. All diese Lebensmittel sind nicht nur schmackhaft, sondern helfen auch, das Immunsystem und die Hautgesundheit zu stärken. Wenn Sie täglich Obst und Gemüse essen, sind Sie bestens mit Vitamin C versorgt. Extraportionen zum Beispiel in Form von Vitamintabletten sind deshalb in den meisten Fällen unnötig, auch weil das Vitamin als Zusatzstoff oft in verarbeiteten Produkten oder in angereicherten Lebensmitteln steckt.

VIER HELDEN FÜR IHREN SPEISEPLAN

Es gibt nicht das eine Lebensmittel, das vor Osteoporose schützt. Aber einige Lebensmittel bieten vieles, was Sie brauchen.

Brokkoli ist ein Top-Kalzium-Lieferant. Bei 250 g Brokkoli nehmen Sie etwa 300 mg Kalzium auf, ungefähr ein Drittel Ihres Tagesbedarfs. Zudem liefert Brokkoli Vitamin K und Vitamin C.

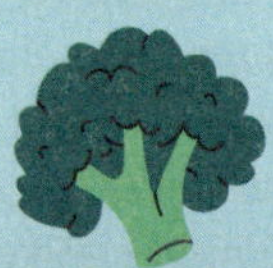

Parmesankäse schmeckt nicht nur lecker, sondern enthält auch viel Kalzium. Schon 5 g davon decken ungefähr 60 Prozent Ihres Tagesbedarfs. Zudem enthält dieser Käse noch Vitamin A und Vitamin B 12.

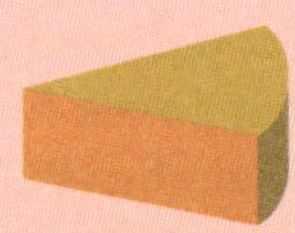

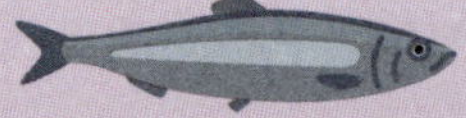

Hering ist der Vorreiter unter den Vitamin-D-Lieferanten. Es gibt ihn in verschiedenen Variationen, zum Beispiel als Brathering, Matjeshering oder Rollmops. Wie wäre es etwa mit 150 g Hering zweimal pro Woche? Auch andere Seefische weisen einen hohen Vitamin-D-Gehalt auf – beste Voraussetzungen, um den Speiseplan zu variieren.

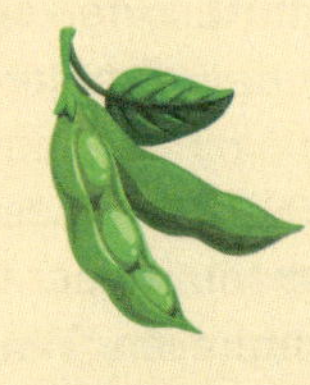

Soja ist ebenfalls ein wichtiger Kalziumlieferant. Sie können Soja entweder als Soße oder auch in Form von Tofu zu sich nehmen. Auch in Joghurt und sogar im Eis kann Soja eine wichtiger Kalziumquelle sein. Mit einem Konsum von ungefähr 200 g decken Sie Ihren täglichen Kalziumbedarf.

Um Vitamin E, das auch als „Zellschutzvitamin" bekannt ist, müssen Sie sich ebenfalls in der Regel keine Gedanken machen, wenn Sie sich gesund und ausgewogen ernähren. Es ist vor allem in Nüssen und Samen vorhanden, zum Beispiel in Weizenkeimen, Sonnenblumenkernen, Haselnüssen und Mandeln und den daraus hergestellten Ölen und Streichfetten. Einen etwas geringeren Gehalt haben grünes Gemüse wie Spinat und Brokkoli sowie Hülsenfrüchte wie Kichererbsen und Erdnüsse.

Vegan und knochengesund

Vegan lebende Menschen sind konsequent. Sie haben sich entschieden, nichts zu essen, was von Tieren stammt. Kein Fleisch, keine Eier und keine Milchprodukte, aber auch keinen Honig. Dass die knochengesunde Ernährung dadurch mitunter etwas anspruchsvoller wird, wurde an einigen Stellen bereits deutlich. Um es klar zu sagen: Wer sich strikt vegan ernährt und kritische Nährstoffe nicht supplementiert, hat erwiesenermaßen ein erhöhtes Frakturrisiko.

Zugleich haben viele Veganerinnen und Veganer von vornherein einen nicht zu unterschätzenden Vorteil: Die meisten von Ihnen ernähren sich ohnehin bereits sehr bewusst. Sie haben in der Regel deutlich mehr Ernährungswissen als der Durchschnittsbürger und sind es gewohnt, einen sehr genauen Blick auf Produktetiketten zu werfen. So dürfte es vergleichsweise leicht fallen, ein paar zusätzliche Regeln und Empfehlungen im Hinblick auf Osteoporose zu beachten. Hinzu kommt: Eine vegane Ernährung, die auf vielfältigen, frischen pflanzlichen Produkten basiert, ist schon ein ziemlich guter Ausgangspunkt. Gemüse, Obst, Vollkornprodukte, Nüsse und Samen enthalten schließlich jede Menge wichtiger Nährstoffe für den Knochenstoffwechsel, Hülsenfrüchte wiederum sind ausgezeichnete pflanzliche Proteinquellen. Wahr ist allerdings auch, dass dem Körper ohne Fleisch und Milch bestimmte Mikronährstoffe fehlen. Am gravierendsten ist sicherlich der Ausfall von Vitamin B12, das fast nur in tierischen Lebensmitteln vorkommt. Sollten Sie sich vegan ernähren, brauchen Sie daher in jedem Fall Vitamin-B12-Präparate. Nehmen Sie das Präparat am besten ungefähr eine Stunde vor einer Mahlzeit ein. Dann kann der Körper es besser verwerten. Es empfiehlt sich zudem, Ihren Vitamin-B12-Status regelmäßig ärztlich prüfen zu lassen.

Anders sieht es beim Knochenmineral Kalzium aus. Zwar finden sich in Milchprodukten die höchsten Bestandteile an Kalzium, aber es gibt, wie Sie bereits erfahren haben, auch noch einige andere kalziumreiche Nahrungsmittel. Dazu gehören zum Beispiel Grünkohl, Brokkoli und Rucola sowie mit Kalzium versetztes Mineralwasser oder mit Kalzium angereicherte Nahrungsmittel, zu denen auch vegane Ersatzprodukte zählen können, etwa kalziumreiche Käsealternativen wie Camembert, Feta oder Cheddar. Achten Sie beim Kauf dieser Produkte auf die Etiketten, um zu prüfen, ob die jeweiligen Produkte tatsächlich Kalzium enthalten. Generell gilt: Auch als Veganerin oder Veganer haben Sie die Möglichkeit, Ihren Kalziumbedarf allein durch die Ernährung zu decken. Im Unterschied zu Menschen, für die die Milch im Müsli oder das Käsebrot ohnehin zur täglichen Routine gehören, müssen Sie aber unter Umständen verstärkt darauf achten, genug gute Kalziumquellen in Ihren Speiseplan zu integrieren. Falls Ihnen das schwerfällt, können Sie auf Nahrungsergänzungsmittel mit Kalzium zurückgreifen, die Sie zu den Mahlzeiten einnehmen können. Während des Essens produziert der Körper nämlich genug Magensäure, sodass das Kalzium leichter verarbeitet werden kann.

(!) IST VITAMIN D VEGAN? In vielen Fällen ist ein Kombipräparat mit Kalzium und Vitamin D sinnvoll und praktisch. Solche Mittel enthalten meistens das für den Körper besser verwertbare Vitamin D3. Doch Vorsicht: Es wird aus dem Wollfett von Schafen hergestellt, ist also nicht vegan. Wenn Sie hier konsequent sein wollen, sind vegane Vitamin-D3-Produkte mit aus Flechten hergestellten Vitaminen eine Alternative.

Wenn Sie sich hingegen „nur" vegetarisch ernähren, also auf Fleisch und eventuell auf Fisch verzichten, aber Eier und Milchprodukte essen, müssen Sie sich in der Regel um Ihre Kalzium- und Vitamin-B12-Versorgung keine allzu großen Sorgen machen, vorausgesetzt, Sie essen tatsächlich regelmäßig Milchprodukte und Eier. In jedem Fall gilt aber: Wenn Sie vegetarisch oder vegan leben oder einer anderen speziellen Ernährungsweise folgen, sollte das ein Thema im Arztgespräch sein, umso mehr, wenn bei Ihnen eine Osteoporose diagnostiziert wurde. Ihre Ärztin oder Ihr Arzt kann dann bei Bedarf überprüfen, ob ein Mangel vorliegt, und Sie beispielsweise zu Nahrungsergänzungsmitteln individuell beraten.

Was den Knochen schadet

Alkohol und Zigaretten sind auch für die Knochen schädlich. Kaffee ist hingegen viel besser als sein Ruf.

Es gibt viele Nahrungsmittel und Substanzen, die uns schmecken, die aber nicht unbedingt gut für die Gesundheit sind. Bier und Wein gehören in diese Kategorie und natürlich Zigaretten. Auch Kaffee, Tee und Limonaden stehen auf der Liste der Genussmittel, die von Ernährungsexperten und -expertinnen oftmals kritisch beurteilt wurden und werden. So hat man zum Beispiel colahaltige Getränke lange Zeit als Kalziumräuber verdächtigt, denn sie enthalten viel Phosphat. Dieser Mineralstoff könnte die Aufnahme von Kalzium aus dem Darm in das Blut hemmen und zudem eine zu hohe Kalziumausscheidung verursachen und so den Knochenabbau beschleunigen. Eindeutig wissenschaftlich belegt sind diese Vorwürfe jedoch nicht. Aus gesundheitlichen Gründen ist es trotzdem ratsam, nur sehr selten colahaltige Limonaden zu trinken, da sie bekanntlich meist sehr zuckerhaltig sind.

Auch um Kaffee, ein anderes Lieblingsgetränk vieler Menschen, ranken sich viele Mythen. Das Koffein im Kaffee stand im Verdacht, sich negativ auf den Knochenstoffwechsel auszuwirken. Im Prinzip stimmt das auch. Koffein kann dem Körper Kalzium entziehen, weil es einen geringen, aber messbaren Anstieg der Kalziumausscheidung bewirkt. Mittlerweile ist jedoch sicher nachgewiesen, dass Kaffee keinen negativen Einfluss auf den Knochenstoffwechsel hat. Vorausgesetzt, Sie trinken weniger als sechs Tassen täglich. Aber selbst größere Mengen Koffein können nicht schaden, wenn Sie darauf achten, dann zusätzlich kalziumhaltige Nahrung zu essen. Eine gute Nachricht für alle Kaffee-Fans: Zumindest dieses Genussmittel dürfen Sie sich weiterhin in Maßen gönnen.

DER MUNTERMACHER. Streng genommen ist Koffein eine psychoaktive Substanz, ein sogenanntes Alkaloid. Es hat eine anregende und auf manche Menschen sogar aufputschende Wirkung. Man kann sich besser konzentrieren und wach bleiben. Wer daher aufhört, Kaffee zu trinken, leidet wahrscheinlich unter Entzugserscheinungen. Als Mythos hat jedoch sich der harntreibende Effekt entpuppt. Nur wer viele Tassen Kaffee trinkt, muss kurzfristig öfter zur Toilette gehen.

Ein ernst zu nehmender Kalziumräuber ist das Salz. Zu viel davon bewirkt, dass Kalzium über den Urin wieder ausgeschieden wird. Wie so oft gilt aber: Das andere Extrem ist auch nicht gut. Wer zu wenig Salz zu sich nimmt, kann einen Natriummangel, fachsprachlich Hyponatriämie, entwickeln, was das Frakturrisiko erhöht. Es geht also nicht darum, ganz auf Salz zu verzichten, doch Sie sollten Ihren Salzkonsum im Blick behalten (natürlich auch deshalb, weil zu viel Salz bekanntlich schlecht fürs Herz ist). Das Problem ist dabei oft weniger der Salzstreuer, sondern die sogenannten verstecken Salze. So haben beispielsweise viele Fertigprodukte, bei denen man es vielleicht zunächst gar nicht vermuten würde, einen viel zu hohen Salzgehalt. Ein weiterer guter Grund, möglichst oft frisch zu kochen.

Wie bereits erwähnt, hemmen auch Fleisch und Wurst die Aufnahme von Kalzium in den Körper. Trotzdem können Sie sich hin und wieder ein Steak, eine Bratwurst oder ein Gulaschgericht gönnen. Viele Menschen essen aber im Alltag deutlich zu viel Fleisch. Das schadet nicht nur den Knochen, sondern erhöht auch das Risiko für Dickdarmkrebs und Herz-Kreislauf-Erkrankungen. Die DGE (Deutsche Gesellschaft für Ernährung) empfiehlt daher, nicht mehr als 300 g Fleisch in der Woche zu essen. Außerdem sind viele Fleischprodukte, vor allem Schweinefleisch und Wurst, reich bestückt mit Phosphaten, die, wie im Zusammenhang mit Cola beschrieben, dem Knochenstoffwechsel schaden können. Auch andere Lebensmittel enthalten große Mengen dieses Mineralstoffs, zum Beispiel Süßigkeiten und einige Sorten Schmelzkäse. Auch hier sollten Sie sich an die bewährte Regel „weniger ist mehr“ halten.

Nahrungsmittel mit Oxalsäure sollten Sie ebenfalls nur in Maßen essen. Denn Oxalsäure bildet in Verbindung mit Kalzium unlösliche Komplexe, die über den Darm ausgeschieden werden und die Aufnahme von Kalzium verhindern. Viel Oxalsäure ist zum Beispiel in Schokolade enthalten, aber auch in eigentlich gesunden Lebensmitteln wie Rote Bete oder Rhabarber – dieses Gemüse können Sie aber kochen, dann löst sich durch den Kochprozess die Oxalsäure wieder auf. Problematischer ist, dass auch viele Fertiggerichte mit Oxalsäure haltbar gemacht werden. Ein weiterer Grund, besser einen Bogen um Fertigprodukte zu machen. Falls Sie doch welche kaufen möchten, schauen Sie auf die Inhaltsangaben von Dosen und Verpackungen und meiden Sie möglichst Produkte mit Oxalsäure.

Schluss mit Rauchen

Dass Rauchen schlecht für unsere Gesundheit ist, wissen eigentlich alle. Unter den Folgen des Tabakrauchs leiden die meisten Organe und natürlich schadet Rauchen auch den Knochen. So haben Raucher und Raucherinnen ein erhöhtes Risiko, an einer Osteoporose zu erkranken. Haben Sie aber schon eine Osteoporose, sind Nikotin und andere Chemikalien im Tabakrauch noch einmal besonders gefährlich für die Knochenzellen. Die Knochen werden schneller abgebaut und die Knochendichte reduziert sich. Außerdem verengt der Giftcocktail aus den Zigaretten die kleinsten Blutgefäße im Körper, die Kapillaren. Das führt dazu, dass die Knochen nicht mehr gut mit Nährstoffen und Sauerstoff versorgt werden. Auch die schlechte Blutzirkulation treibt den Knochenabbau voran. Raucherinnen und Raucher haben nachweislich ein höheres Bruchrisiko.

Rauchen bringt zudem das hormonelle Gleichgewicht im Körper durcheinander, das gilt besonders für Raucherinnen. So werden zum Beispiel weniger Östrogene produziert, die für den Erhalt der Knochenmasse eine zentrale Rolle innehaben. Ein Rauchstopp ist also dringend zu empfehlen. Das gilt ohnehin immer und für alle Raucherinnen und Raucher, eine Osteoporose liefert jedoch noch weitere sehr gute Gründe.

SO SCHÖN IST DAS AUFHÖREN. Es ist erstaunlich, aber schon nach der letzten Zigarette beginnt der Körper mit der Regeneration. Die Wirkungen sind zum Teil dramatisch. So sinken Puls und Blutdruck schon nach 20 Minuten auf normale Werte und nach zwölf Stunden haben Sie bereits wieder mehr Sauerstoff im Blut als vorher. Und nach zwei Tagen können Sie wieder besser riechen und schmecken.

Wenn Sie sich dafür entscheiden, mit dem Rauchen aufzuhören, wird es Ihnen Ihre Knochengesundheit auf alle Fälle danken. Klar ist aber leider auch: Aufzuhören ist nicht leicht. Vielleicht haben Sie es schon einige Male vergeblich versucht. Es kann sinnvoll sein, sich beim nächsten Mal professionelle Unterstützung zu holen. Lassen Sie sich von Ihrer Ärztin oder Ihrem Arzt beraten.

Besser kein Alkohol

Hier im Text steht er ganz hinten im Kapitel, im echten Leben liegt er leider manchmal ganz vorn. Die Rede ist vom Alkohol. Allen voran sollten Sie den Konsum von Alkohol möglichst reduzieren oder besser ganz einstellen. Denn Schnaps, Bier und Wein können ein wahrhaftes Gift für den Knochenstoffwechsel sein. Sie hemmen vermutlich auf der einen Seite die knochenaufbauenden Osteoblasten. Auf der anderen Seite sind die Osteoklasten viel aktiver, also die Zellen, die für den Knochenabbau verantwortlich sind. Beide Prozesse haben fatale Wirkungen. Die Knochen werden schneller ab- als aufgebaut, die Knochendichte schrumpft. Dünne Knochen brechen leichter, Stürze stellen daher besonders für ältere Menschen eine große Gefahr dar. Vor allem bei einem erheblichen Alkoholkonsum erhöht sich das Risiko für Wirbelkörperfrakturen deutlich, sowohl bei Männern als auch bei Frauen. Zudem kann sich bei Menschen, die jahrelang viel trinken, der allgemeine Gesundheitszustand verschlechtern, wozu oft auch eine mangelhafte Ernährung beiträgt. Alkohol stört die Aufnahme von wichtigen Nährstoffen wie Kalzium und Vitamin D, also der entscheidenden Nährstoffe für die Knochengesundheit. Übermäßig viel Alkohol wirkt sich auch auf das hormonelle Gleichgewicht im menschlichen Körper aus. So können alkoholische Getränke den Östrogenspiegel senken. Das ist besonders für Frauen nach der Menopause problematisch, da Östrogen dann sowieso nur noch in geringem Maße im Körper vorhanden ist, aber dringend für den Erhalt der Knochendichte gebraucht wird. Und bekanntlich können uns schon ein leichter Schwips und erst recht ein Rausch ziemlich aus dem Gleichgewicht bringen. Mit großen Mengen Alkohol intus sind Stürze vorprogrammiert, was bei Osteoporose natürlich besonders gefährlich ist. Aus gesundheitlicher Sicht wäre es daher am besten, komplett auf Alkohol zu verzichten. Aber keine Panik: Es ist für Ihre Knochen keine Katastrophe, wenn Sie mal ein Glas Rotwein zum Abendessen genießen oder bei einer Geburtstagsfeier mit Sekt anstoßen. Für die Knochen ist erst eine Alkoholmenge von 50 g pro Tag gefährlich. Ihrer allgemeinen Gesundheit zuliebe sollte es jedoch deutlich weniger sein. Frauen sollten höchstens 12 g Alkohol pro Tag trinken. Dies entspricht beispielsweise einem kleinen Bier mit 0,3 l oder einem kleinen Glas Wein mit 0,125 l. Bei Männern sollte die Alkoholmenge pro Tag 24 g nicht überschreiten. Dies sind zwei kleine Bier mit insgesamt 0,6 l oder ein Glas Wein mit 0,25 l. Generell wird empfohlen, an mindestens zwei Tagen in der Woche keinen Alkohol zu trinken, besser aber noch deutlich seltener.

Ernährung und Bewegung: Ein starkes Duo

Die goldene Regel:
Nur der bewegte Knochen
kann Nährstoffe gut verwerten.

Ernährung bringt nichts ohne Bewegung, Bewegung bringt nichts ohne die richtige Ernährung. Unser aller Alltag ist aber oft von Stress und Hektik geprägt und dann passiert es schnell, dass wir beides vergessen – die Bedeutung sowohl einer ausgewogenen Ernährung als auch die von regelmäßiger Bewegung. Doch nur mit diesen beiden Pfeilern zusammen schaffen Sie es, Ihre Knochen zu stärken. Eine gute Ernährung unterstützt die Regeneration und den Muskelaufbau und versorgt den Körper mit den nötigen Nährstoffen, sodass der positive Effekt körperlicher Aktivität auf die Knochen gesteigert wird. Umgekehrt trägt regelmäßige Bewegung dazu bei, dass Sie Nährstoffe besser nutzen und die Knochenfestigkeit und -stabilität stärken können. So erhalten Sie sich nicht nur die nötige Knochendichte, sondern werden auch körperlich fitter.

Stellen Sie Ihre Ernährung um …

Essen ist das Fundament, ohne das wir spätestens nach zwei Tagen nur im Schongang leben könnten. Damit unser ganzes Skelettsystem arbeiten kann, sind Vitamine, Mineralien und Proteine von essenzieller Bedeutung. Fette und Kohlenhydrate versorgen uns dabei mit der nötigen Energie. Enthalten sind sie in einer ausgewogenen Ernährung, die reich ist an frischem Obst, Gemüse, Vollkornprodukten und gesunden Fetten. Nur damit sind die Muskeln in der Lage, sich überhaupt in Bewegung zu setzen. Achten Sie darauf, möglichst unverarbeitete Nahrungsmittel zu essen, da sie oft viele wertvolle Nährstoffe enthalten. Kochen Sie wenn möglich selber. So können Sie sich Ihre Mahlzeiten ganz nach Ihren Wünschen zusammenstellen und wissen immer, wie viel Kalzium und Eiweiße auf Ihrem Teller liegen. Aber wie schon gesagt: Sie müssen Ihre Essgewohnheiten nicht auf einen Schlag ändern. Stellen Sie langsam um auf eine basische Ernährung mit mehr Gemüse und Obst und weniger Fleisch und Zucker. Was Ihnen eine knochengesunde Ernährung bringen kann, hängt von verschiedenen Umständen ab, darunter der Schwere Ihrer Osteoporose, Ihrem allgemeinen Gesundheitszustand oder genetischen Faktoren. Und auch, wie gut Sie Ernährungsempfehlungen in die Tat umsetzen können. Hierbei kann es sehr sinnvoll sein, wenn Sie sich ganz konkrete Ziele setzen. Dabei kann Ihnen die auf der gegenüberliegenden Seite dargestellte SMART-Methode helfen. Sie nehmen sich zum Beispiel vor, dreimal in der Woche ein kalziumreiches Gericht zu kochen. Achten Sie bei der Planung darauf, dass Sie die ausgewählten Nahrungsmittel gern essen und dass Sie auch die Zeit haben, die Mahlzeiten zuzubereiten.

… und kommen Sie in Bewegung

Die Umstellung der Ernährung allein reicht für die Behandlung einer Osteoporose nicht aus. Sie brauchen, um einen modischen Begriff zu benützen, einen ganzheitlichen Ansatz, um dem Knochenschwund die Stirn bieten zu können. Dazu gehören die Vermeidung von Risikofaktoren, gegebenenfalls Medikamente und regelmäßige ärztliche Überwachung und vor allem Bewegung und Sport. Die goldene Regel lautet: Nur der bewegte Knochen reichert ausreichend

DIE SMART-METHODE

Um Ihre Bewegungs- und Ernährungsziele zu erreichen, können Sie die bewährte SMART-Technik nutzen.

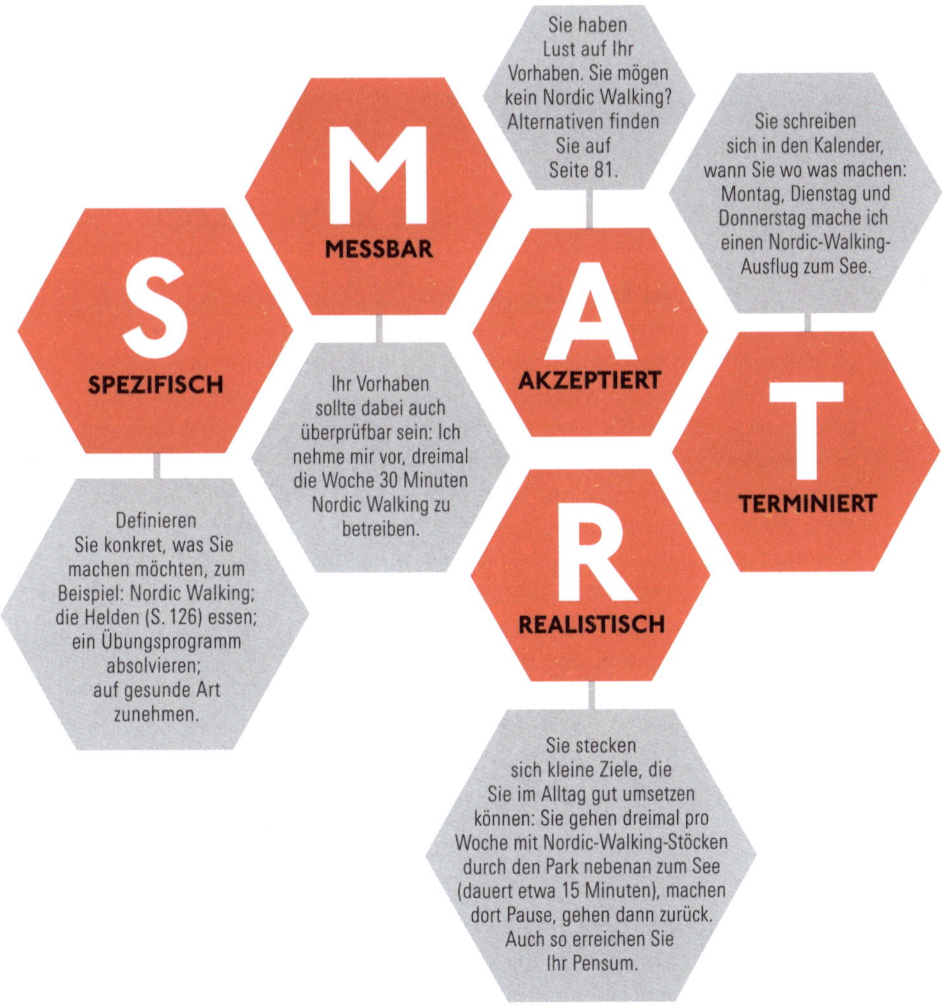

Nährstoffe an. Für Menschen mit Osteoporose heißt das, stetig und kontinuierlich zu trainieren, aber auch in den Alltag viele körperliche Aktivitäten einzubauen. Wie im dritten Kapitel erläutert, gilt das Prinzip, dass man die größte Kraft durch aktive Belastung der Muskeln (dynamische Muskelkontraktion) erreicht. Daher hat ein progressives Krafttraining mit hohen Gewichten einen besseren Effekt auf die Knochenfestigkeit als ein Ausdauertraining mit niedrigeren Gewichten. Vorausgesetzt natürlich, dass man ausreichend körperlich belastungsfähig ist. Hier schließt sich der Kreis zur Ernährung. Wenn Ihnen aber essenzielle Nahrungsbausteine fehlen, die der Körper nicht selber herstellen kann, nützt auch das beste Training nichts – der gewünschte Kraftzuwachs der Muskeln wird trotz des Trainings ausbleiben. Damit gehen auch die Knochen leer aus.

Fit bleiben bis ins hohe Alter

Es ist sicher längst deutlich geworden: All diese Empfehlungen bringen Ihnen viel mehr, als lediglich den Knochenschwund in Schach zu halten. Wenn es gelingt, gesunde Ernährung und mehr Bewegung in den Alltag zu integrieren, trägt das viel dazu bei, körperlich und geistig vital zu bleiben. Sie erhalten sich nicht nur Ihre Gesundheit, sondern gewinnen auch mehr Lebensqualität. Und es ist niemals zu spät, mit einem gesunden Lebensstil zu beginnen. Fangen Sie mit kleinen Veränderungen an und verlieren Sie nicht den Spaß. Nur die körperlichen Aktivitäten und Sportarten, die Ihnen Freude bereiten, werden Sie regelmäßig ausüben. Das Gleiche gilt für das Essen. Versuchen Sie nicht zwanghaft, immer nur gesund zu essen. Essen ist ein Geschenk und Sie sollten mit Genuss essen. Überlegen Sie einfach, was grundsätzlich gut und schlecht in Ihrer Ernährung ist. Dann können Sie sich vornehmen, die nicht so gesunden Teile vielleicht nur noch einmal in der Woche zu essen. Oder Sie gleichen schädliche Nahrungsmittel aus, indem Sie eine Portion knochengesunde Ernährung hinzufügen. Kombinieren Sie zum Beispiel einfach ein Gericht, das viel Oxalsäure hat, mit kalziumreicher Nahrung wie beispielsweise Hartkäse. Und es ist immer eine gute Idee, sich fachkundige Unterstützung zu holen, gerade wenn Sie noch am Anfang stehen. Helfen können Ihnen sowohl Ernährungsprofis als auch Physiotherapeuten und -therapeutinnen. Wie und wo Sie Hilfe bekommen, lesen Sie im fünften Kapitel.

UNEINGESCHRÄNKT BRUCHSICHER

Ebenso wichtig, wie die Knochen zu stärken, ist es, sie bestmöglich zu schützen. Durch einfache Maßnahmen und Hilfsmittel können Sie Brüche verhindern. Lesen Sie auch, wer Sie unterstützen kann und wie Sie seelisch Kraft schöpfen.

Stolperfallen-Check für Ihr Zuhause

Einfache Maßnahmen können viele Stürze verhindern, etwa eine durchdachte Ordnung. Manchmal ist eine Renovierung sinnvoll.

Unfallversicherer wissen davon ein Lied zu singen: Nicht im Straßenverkehr, sondern zu Hause passieren die meisten Unfälle. Da schneidet man sich beim Gemüseschnippeln in den Finger, steigt auf einen wackligen Schemel, rutscht ab und stürzt auf den Boden oder man stolpert in Gedanken versunken über den Staubsauger und fällt hin. Solche Fälle betreffen Junge und Alte, Männer und Frauen gleichermaßen, wenngleich Frauen mehr die klassischen Haushaltsunfälle erleiden. Die Ursache der vielen Unfälle in Wohnungen liegt vermutlich darin, dass wir erstens relativ viel Zeit in unseren eigenen vier Wänden verbringen. Viel Zeit birgt eben auch viel Gefahr. Und zweitens fühlen wir uns in unserem Zuhause sicher und achten daher nicht so sehr auf gefahrenträchtige Situationen. Während ein Schnitt in den Finger aber hoffentlich kein großes Drama ist, sieht das bei einem Sturz von der Leiter schon anders aus. Vor allem, wenn man an Osteoporose erkrankt ist. Hier kann auch der kleinste Sturz einen Bruch zur Folge haben. Machen Sie also einen gründlichen Stolperfallen-Check in Ihrer Wohnung, um alles, was Stürze begünstigen könnte, aus dem Weg zu räumen. Das ist noch einmal doppelt so wichtig, wenn Sie wissen, dass Sie die Neigung haben, leicht zu fallen. Von Zeit zu Zeit sollten Sie dann mit einem prüfenden Blick durch Ihre Wohnung gehen, um neue potenzielle Gefahrenquellen zu entdecken. Es mag zwar pedantisch klingen, aber eine ordentliche und aufgeräumte Wohnung hilft sehr, Stolperfallen erst gar nicht entstehen zu lassen. Eine Übersicht über einfache Maßnahmen gegen Stolperfallen finden Sie auf Seite 141. Diese Punkte sollten Sie auf jeden Fall einmal in Ruhe durchgehen und umsetzen. Aber natürlich gibt es noch viel umfassendere und tiefgreifendere

Maßnahmen, um das eigene Zuhause sicher und barrierefrei zu gestalten. Einen guten Einblick in das Thema gibt Ihnen der Stiftung-Warentest-Ratgeber „Barrierefrei bauen und sanieren". Klar ist jedoch: Das Zuhause komplett barrierefrei zu gestalten, ist mitunter aufwendig und teuer. Lassen Sie sich nicht davon verunsichern. Es ist nicht unbedingt nötig, sämtliche Risiken zu beseitigen. Wie umfassend Sie Ihr Zuhause sanieren (lassen), hängt einerseits vom Schweregrad Ihrer Osteoporose ab, andererseits aber auch von Ihrer Lebenssituation und Ihren Zielen: Wollen Sie Ihre Wohnung nur möglichst schnell etwas sicherer machen, um das Sturzrisiko zu senken? Dann reichen vermutlich die Punkte auf Seite 141 aus. Oder planen Sie vielmehr, Ihr Eigenheim so zu sanieren, dass Sie dort bis ins hohe Alter wohnen können, selbst wenn im Laufe der Jahre zur Osteoporose noch weitere Erkrankungen und Alterserscheinungen hinzukommen? Dann lohnt es sich, tiefer ins Thema einzusteigen und sich beispielsweise über Fördermöglichkeiten zu informieren. In jedem Fall gilt natürlich: Je mehr Sie auf Barrierefreiheit achten, desto besser. Wenn Sie beispielsweise ohnehin seit Langem vorhaben, das Badezimmer zu sanieren, sollten Sie dieses Thema unbedingt mitbedenken. Doch selbst wenn Sie die ein oder andere Stolperfalle – etwa eine steile Treppe – vorerst nicht beseitigen können oder wollen, hilft es schon, sich bewusst zu machen, dass diese existiert. So können Sie an dieser Stelle zukünftig besonders vorsichtig sein.

Ganz einfach Unfälle verhindern

Die folgenden einfachen Empfehlungen gelten im Prinzip für alle, nicht nur für Menschen mit Osteoporose. Wenn Sie sie befolgen, haben Sie schon einen Großteil der Gefahrenquellen eliminiert. Da gibt es zunächst die Gegenstände, die mitten im Raum herumliegen oder -stehen. Sie fallen einem meist sofort ins Auge, zum Beispiel Flaschen, das Spielzeug für die Enkel, Einkaufskörbe oder Blumenvasen. Räumen Sie solche Dinge am besten gleich weg, am besten weisen Sie ihnen einen festen Platz zu, etwa in einem Schrank. Lassen Sie die Gegenstände hingegen auf Dauer am Boden liegen, gewöhnen Sie sich an den Anblick und nehmen sie mit der Zeit nicht mehr als Sturzrisiko wahr. Auch herumstehende Schuhe in einem engen Flur ziehen „Stolperer" geradezu magisch an. Über lange Elektrokabel für elektrische Geräte, beispielsweise Lampen, sind schon viele Menschen gefallen. Beim Treppensteigen, auch außerhalb der Wohnung, sollten Sie den Handlauf nutzen. Bei glatten Böden zu Hause empfiehlt es sich, rutschfeste und stabile Hausschuhe zu tragen und nicht auf Socken herumzulaufen. Während das Schuhwerk für draußen oft sehr bewusst ausgewählt wird, widmen viele Menschen den Hausschuhen eher wenig Aufmerksamkeit. Aber Schlappen oder die beliebten Puschel-Hausschuhe sind auf rutschigen Böden keine gute Idee. Am besten, Sie tragen flache und hinten geschlossene oder mit einem Riemchen versehene Schuhe, die den Füßen einen festen Halt geben. Probieren Sie die Schuhe vor dem Kauf an. Noch besser ist es natürlich, rutschige Bodenbeläge wie polierten Marmor oder glattes Holz ganz zu vermeiden.

AUFRÄUMEN HILFT. Rutschfeste Streifen an Teppichen, Handläufe und Aufräumen der Wohnung verhindern Stürze. Das zeigte eine 2023 veröffentlichte Metastudie mit Daten von 8463 älteren Menschen. Die Forschenden errechneten: Wenn 1000 Menschen sich ein Jahr lang nach diesen Maßnahmen richten, sinkt die Gesamtzahl der Stürze von 1847 auf 1145.

Auch Durchgänge oder Wege, die um eine Ecke führen, sollten von Hindernissen freigeräumt sein. Ausreichende Beleuchtung, sprich gutes Licht in allen Räumen, Fluren und Treppenhäusern, sorgt dafür, dass man Hindernisse erkennen und ihnen ausweichen kann. Klassische Stolperfallen sind Läufer und lose Teppiche, vor allem solche, die noch auf einem weiteren Teppich liegen. Sie rollen sich oft an den Enden leicht hoch. Da bleibt man schnell hängen, kommt aus dem Tritt und fällt hin. Und auch auf glatten Böden können Teppiche wegrutschen und Sie zu einer unfreiwilligen Rutschpartie zwingen. Also entweder weg mit den Teppichen oder diese mit rutschfesten Unterlagen oder Anti-Rutsch-Belägen versehen. Stellen Sie sicher, dass häufig benutzte Gegenstände in Reichweite sind, ohne dass Sie sich allzu sehr strecken oder ständig auf eine Leiter steigen müssen. Wer sich oft bücken oder strecken muss, kann auch leichter aus dem Gleichgewicht geraten. Wenn möglich, sollten auch Möbel und Haushaltsgeräte nicht zu hoch oder zu tief stehen und lagern. Sonst kann man über niedrige Möbel wie Beistelltische oder Zeitungsständer leicht stolpern. Achten Sie bei allen Einrichtungsgegenständen auf Stabilität. Stühle, die leicht kippen können, haben schon zu vielen Knochenbrüchen beigetragen.

DIE STOLPERFREIE WOHNUNG

Gehen Sie einmal bewusst durch Ihre Wohnung: Viele Stolperfallen lassen sich ganz einfach beseitigen.

Wohnlich, aber sicher

- Teppiche, die hochrollen können, entfernen. Vorsicht auch bei glatten Böden (polierter Marmor, glattes Holz). Ggf. Teppiche mit rutschfester Unterlage absichern.
- Laufwege frei halten von Hindernissen wie Kabeln, kleinen Hockern, Dekorationsgegenständen. Gute Handläufe an Treppen anbringen.
- Möbel sollten stabil, sicher und fest stehen. Zu niedrige Möbel (Betten oder Sofas) und Möbel mit niedrigen Kanten vermeiden.

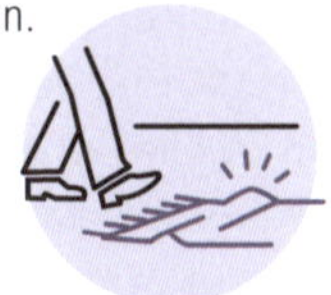

Risiko Badezimmer

- Handläufe an sinnvoller Stelle an Toilette und Badewanne anbringen, etwa um das Einsteigen in Duschwanne zu erleichtern.

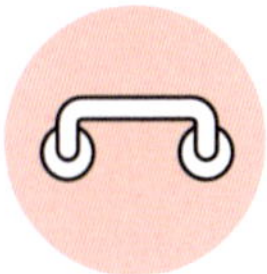

- Rutschfeste Matten in Dusche/Wanne anbringen, bei Bedarf auch auf dem Boden, etwa vor Toilette. (Tipp: Solche Matten sind manchmal auch in der Küche sinnvoll.)
- Toilettensitzerhöhung bei tiefen Toiletten, eventuell mit Armlehnen anschaffen. In der Dusche kann ein Duschhocker sinnvoll sein.

Clever aufräumen und Ordnung halten

Alle Gegenstände und Geräte, die Sie oft benötigen, sollten gut erreichbar sein. Räumen Sie bei Bedarf entsprechend um. Halten Sie generell Ordnung und führen Sie regelmäßig bewusst einen erneuten Stolperfallen-Check durch.

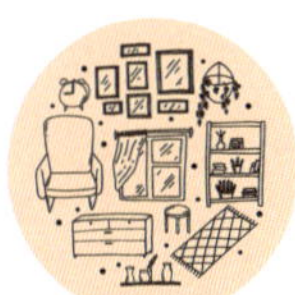

So kommen Sie sicher ins Bad

Einem Raum sollten Sie besonders viel Aufmerksamkeit widmen: Ihrem Badezimmer. Viele Menschen sind morgens nach dem Aufstehen oder nachts vor dem Zubettgehen müde. Wenn man sich dann ins Badezimmer begibt, ist die Gefahr auszurutschen und zu stürzen groß, auch weil die Böden hier häufiger feucht sind. Legen Sie daher rutschfeste Matten im Bad aus. Die sind übrigens auch vor dem Spülbecken in der Küche keine schlechte Idee. Entfernen Sie alle kleinen Teppiche vor Waschbecken oder Toilette. Handläufe in der Nähe von Toiletten und in der Dusche geben zusätzliche Unterstützung und ein gut erreichbarer Handgriff kann Ihnen im Fall der Fälle einen Halt bieten. Griffe sollten Sie auch anbringen, wenn Sie keine Dusche, sondern eine Badewanne nutzen. Der Weg über den Wannenrand hat nämlich seine Tücken, wenn man zum Beispiel mit einem Bein am Rand hängenbleibt. Neben den Antirutschmatten kann ein Duschhocker Sicherheit bringen. Er kann nicht nur für eine kurze Pause genutzt werden, sondern auch, wenn Ihnen nach einem heißen Bad oder einer Dusche mal der Kreislauf absackt und Ihnen schwarz vor Augen wird. Dann ist eine solche Sitzgelegenheit die rettende Insel, bis sich der Kreislauf wieder stabilisiert hat.

Besonders riskant sind nächtliche Besuche des Badezimmers. Das betrifft vor allem Menschen, die wegen nächtlichem Harndrangs häufiger auf die Toilette müssen. Der Fachbegriff dafür ist Nykturie, vor allem Ältere sind davon betroffen. Stellen Sie sich vor, Sie wachen nachts auf, weil die Blase drückt, es ist dunkel und Sie haben es eilig, weil Sie schnell auf die Toilette müssen – die beste Voraussetzung, um sich anzustoßen oder hinzufallen. Für einen sicheren Weg sollten Sie in dunklen Bereichen wie dem Flur Nachtlichter verwenden. Stecken Sie die Lichter einfach in eine oder mehrere Steckdosen. Moderne Varianten haben sogar einen Bewegungssensor, gehen also nur an, wenn sie gebraucht werden, und stören somit weder Sie noch andere im Zimmer schlafende Personen. Falls Sie in einem Einfamilienhaus wohnen und die Toilette in einem anderen Stockwerk liegt, ist es ratsam, auch die Treppe dorthin zusätzlich auszuleuchten sowie stabile Handläufe an der Treppe anzubringen. Setzen Sie sich Ihre Brille auf, wenn Sie sich auf den Weg machen. Wenn Sie eine Gehhilfe brauchen, sollte diese ebenfalls griffbereit neben dem Bett stehen. Befindet sie sich irgendwo in der Wohnung, haben Sie vermutlich keine Lust, sie lange zu suchen.

LASSEN SIE SICH ZEIT. Auch einfache Verhaltensregeln können Stürze verhindern. Vermeiden Sie zum Beispiel abruptes Aufspringen in der Nacht. Es kann sein, dass sich Ihr Kreislauf an die neue Körperposition gewöhnen muss. Setzen Sie sich kurz hin, warten Sie etwas ab und stehen Sie erst dann wieder auf, wenn der Schwindel vorüber ist.

Auch beim Hinsetzen auf die Toilette kann es zu einem Sturz kommen. Ähnlich wie in Dusche oder Badewanne gibt Ihnen hier ein gut erreichbarer Griff die nötige Sicherheit. Ist Ihre Toilette sehr tief, sollten Sie eine Toilettensitzerhöhung anbringen lassen. Es gibt sogar Modelle mit stabilen Armlehnen, die als Griffe benutzt werden können. Verlassen Sie sich lieber nicht darauf, sich im Bad am Waschbecken, an Spiegelschränken oder ähnlichen Gegenständen festzuhalten. Es ist durchaus möglich, dass sie nicht stabil sind oder nicht fest genug montiert wurden, um dem Körpergewicht eines erwachsenen Menschen Stand zu halten.

Was Krankenkassen und Co zahlen

In bestimmten Fällen übernimmt die Krankenkasse ganz oder teilweise die Kosten von Hilfsmitteln. Es muss sich aber um bewegliche Gegenstände handeln, zum Beispiel um Brillen und Hörgeräte. Auch Toilettensitzerhöhungen zählen zu dieser Gruppe, weil für sie kein extra Umbau erforderlich ist. Die Kosten für Treppenlifte werden dagegen nicht übernommen, da diese Geräte fest installiert werden. Unter bestimmten Voraussetzungen zahlt aber die Pflegeversicherung den Einbau eines Treppenlifts. Die Hilfsmittel müssen im GKV-Hilfsmittelverzeichnis gelistet sein und durch Ihre Hausärztin oder Ihren Hausarzt verordnet werden. Auch für Duschstühle zahlt die Krankenkasse oder die Pflegekasse die Kosten, wenn eine ärztliche Verordnung vorliegt. Zulässig sind aber nur Duschstühle, die ausreichende Sicherheit bieten und mit denen die Körperpflege im Sitzen gemacht werden kann. Haltegriffe für Dusche oder Badewanne werden ebenfalls übernommen, wenn sie im Hilfsmittelverzeichnis aufgeführt sind. Man findet sie in der Produktgruppe „Sicherheitsgriffe und Aufrichthilfen“. Duschmatten und Nachtlampen sind dort allerdings nicht enthalten. Auch nicht übernommen werden die üblichen

Zuzahlungen, die für Mitglieder der gesetzlichen Krankenkassen unter anderem bei Arznei- und Hilfsmitteln anfallen.

Besprechen Sie am besten mit Ihrer Ärztin oder Ihrem Arzt, welche Mittel für Sie infrage kommen. Je ausführlicher die Gründe in der ärztlichen Verordnung beschrieben werden, desto höher ist die Wahrscheinlichkeit, dass die Kassen die Kostenübernahme auch bewilligen. Dennoch ist es nie verkehrt, schon im Vorfeld den Kontakt mit der eigenen Krankenkasse zu suchen und Ihre persönlichen Voraussetzungen für die Übernahme der Kosten abzuklären. Unter Umständen kann dann auch das Rezept entsprechend angepasst werden. Fast alle gesetzlichen Krankenkassen haben Verträge mit den Herstellern oder Vertreibern von Hilfsmitteln. An diese Vertragspartner müssen Sie sich wenden. Wenn Ihr Arzt oder Ihre Ärztin sich weigert, eine solche Verordnung auszustellen, weil sie nur ein begrenztes Kontingent an Verordnungen zur Verfügung hätten, können Sie darauf hinweisen, dass Hilfsmittel von der sogenannten Budgetierung ausgenommen sind. Auf Seite 148 finden Sie eine übersichtliche Anleitung für das Beantragen von Hilfsmitteln.

FÜR PRIVATVERSICHERTE. Wenn Sie privat krankenversichert sind, benötigen Sie ebenfalls eine ärztliche Verordnung, weil auch private Versicherungen an den Hilfsmittelkatalog gebunden sind. Ob dann eine Kostenübernahme erfolgt, hängt von Ihrem Tarif ab. Sie sollten einen genauen Blick in Ihren Vertrag werfen und ebenfalls vorab bei Ihrer Krankenversicherung nachfragen.

Stiftungen und gemeinnützige Organisationen geben manchmal Zuschüsse oder finanzielle Unterstützung für Hilfsmittel, insbesondere für Menschen mit begrenztem Einkommen. Die Kosten für bestimmte Hilfsmittel können sogar steuerlich abgesetzt werden. Zuweilen können auch spezielle Reha-Maßnahmen oder Sozialdienste Hilfsmittel zur Verfügung stellen oder Sie bei der Finanzierung unterstützen, vor allem wenn Sie eine medizinische Reha machen oder wenn Ihre Wohnung baulich verändert werden muss. Die Kostenübernahme für diese Hilfsmittel kann je nach Versicherungsart und individueller Situation variieren. Es ist ratsam, sich frühzeitig über die Möglichkeiten der Kostenübernahme zu informieren. Unterstützung bekommen Sie bei Ihrer Kranken- oder Pflegekasse oder anderen relevanten Stellen. So bekommen beispielsweise wohngeldberechtigte Personen Zuschläge.

Sicherer wohnen

Manchmal ist ein Bad so alt oder so verwinkelt gebaut, dass Umräumen oder Haltegriffe nicht ausreichen, um es sicherer zu machen. Oder in der Wohnung gibt es Hindernisse, zum Beispiel Türschwellen, die Sie sich nicht mehr zumuten wollen. Oder die Treppe vor dem Haus hat kein Geländer. Dann kann ein Umbau eine mögliche Lösung sein. Die Pflegekassen übernehmen die Kosten für solche wohnumfeldverbessernden Maßnahmen, wie der gesetzliche Begriff lautet, bis zu einer bestimmten Summe. Pro Person gibt es bis zu 4 000 Euro. Wohnen mehrere Menschen zusammen unter einem Dach, können die Zuschüsse für jede Person beantragt werden. Das ist maximal für vier Personen möglich, sodass eine Summe bis zu 16 000 Euro zusammenkommen kann. Voraussetzungen für die Kostenübernahme ist zum einen ein Pflegegrad zwischen 1 und 5. Zum anderen müssen die Maßnahmen die Pflege zu Hause erleichtern oder ermöglichen oder die selbstständige Lebensführung wiederherstellen. So kann es zum Beispiel nötig sein, einen Treppenlift einzubauen, Fenster in rollstuhlgerechter Höhe mit Griffen zu versehen, eine Tür zu verbreitern oder statt einer Badewanne eine bodengleiche Dusche zu errichten. Die Kostenübernahme können Sie bei Ihrer Pflegekasse beantragen. Es gibt entsprechende Vordrucke online oder direkt bei Ihrer Krankenkasse. Die Pflegekassen übernehmen sogar, wenn auch nur anteilig, die Kosten für den Komplettumbau zu einem barrierefreien Badezimmer. Wichtig ist, dass Sie den Antrag zur Verbesserung des Wohnumfelds bei der Pflegekasse einreichen, bevor die Arbeiten beginnen.

Es gibt natürlich auch Wohnungen, die nicht mehr zur eigenen Lebenssituation passen, weil man zum Beispiel eigentlich einen Aufzug braucht, aber im vierten Stock eines Altbaus wohnt. Vor solchen Herausforderungen stehen viele alte Menschen, unabhängig davon, ob sie an einer Osteoporose erkrankt sind oder nicht. Mit 70 sind Sie noch in der Lage, die vielen Treppen und Stufen in Ihrem Wohnhaus zu bewältigen. Und das ist ja auch gut so. Je mehr man sich bewegt, desto größer ist die Wahrscheinlichkeit, lange fit zu bleiben. Aber was wird in 15 Jahren sein? Vielleicht kommt daher schon jetzt ein Umzug für Sie infrage. Die Kosten dafür übernimmt teilweise die Pflegekasse bis zur Höchstsumme von 4 000 Euro. Die Summe erhöht sich, wenn mehrere Personen eines Haushalts umziehen. Absetzen können Sie zum Beispiel die Kosten für ein Umzugsunternehmen, die Miete eines Lkw oder Materialkosten wie Umzugskartons. Voraussetzung für den Zuschuss: Die neue Wohnung ist barrierefrei ausgebaut und der Zugang in die Wohnung wird auch mit pflegerischen Hilfsmitteln gewährleistet. Konkret bedeutet das beispielsweise, dass sich ein Pflegebett sinnvollerweise in einer gut erreichbaren Etage und nicht im Dachgeschoss befindet. Die Idee dahinter ist, dass ein Umzug die Pflege in der Häuslichkeit auf längere Zeit möglich macht. Mit einem Umzug soll nicht nur die Pflege für den Pflegebedürftigen, sondern auch für die pflegenden Personen leichter werden. Sie können daher auch Zahlungen erhalten für den Umzug in Wohneinrichtungen wie das betreute Wohnen oder eine Senioren-WG oder wenn Sie vom Obergeschoss in eine Erdgeschosswohnung umziehen. Geld gibt es auch, wenn man vom Land in die Stadt oder wenn man in die Nähe der Kinder oder anderer pflegender Angehörigen umzieht. Auch diese Umzüge bieten bessere Versorgungsmöglichkeiten, sodass die gesetzlichen Voraussetzungen für die Bewilligung eines Zuschusses erfüllt sind.

MIT EINEM KREDIT ALTERSGERECHT UMBAUEN. Einen Baukredit bis zu 50 000 Euro können Eigentümer, aber auch Wohnungsmieterinnen bei der KfW (Kreditanstalt für Wiederaufbau) beantragen. Geld gibt es, wenn Sie Barrieren in Ihrer Wohnung abbauen wollen, aber auch, um sie einbruchssicher zu machen. Die Kredite werden über Banken, Sparkassen und Versicherungen vergeben.

Wohnungen für Menschen mit besonderen Bedürfnissen sind nicht leicht zu finden. Doch immerhin bieten mittlerweile auch große Immobilienportale Wohnungen an, die spezielle Sicherheitsmerkmale besitzen. In den Wohnungen ist oft ein Notrufsystem installiert, um im Falle eines Sturzes schnell Hilfe herbeizurufen. Sinnvoll sind auch andere Sicherheitssysteme wie Bewegungsmelder und Alarmanlagen, die im Falle eines Sturzes oder einer Notlage die Feuerwehr oder einen Krankenwagen benachrichtigen. So ist es mit einer geschickten Kombination aus kleineren Anpassungen und Renovierungsmaßnahmen möglich, das Sturzrisiko erheblich zu reduzieren und eine sichere Wohnumgebung zu schaffen. Bei größeren Umbauten lohnt es sich vielleicht für Sie, professionelle Hilfe in Anspruch zu nehmen, um die beste Lösung für die jeweilige Wohnsituation zu finden. Hier können Sie sich von den Pflegeberaterinnen und -beratern der Pflegekassen beraten lassen. Auch ein Arzt kann das verordnen, dann wird es von der Krankenkasse übernommen. Auch Ergotherapeutinnen haben oft einen guten Blick, welche Anpassungen für Ihre Wohnung geeignet sind. Eine derartige Beratung müssten Sie allerdings selber bezahlen.

Unterwegs ohne Ausrutscher

Von Schuhen, Dreirädern, Elektromobilen und Co: So sind Sie auf Straßen und Ausflügen gut gerüstet.

Mobil sein heißt, von A nach B zu kommen. Und mal schnell etwas einkaufen oder eigenständig in den Urlaub fahren zu können. Mobilität ist ein zentraler Bestandteil eines selbstbestimmten Lebens. Das gilt natürlich auch bei einer Osteoporose. Sie werden wahrscheinlich lange gut unterwegs sein können, wenn Sie Ihre motorischen und sensorischen Fähigkeiten trainieren, wie im dritten Kapitel beschrieben. Für einige Betroffene werden die folgenden Empfehlungen daher weniger relevant sein. Zur Wahrheit gehört aber auch, dass es in manchen Fällen nötig sein kann, sich Unterstützung zu holen, um ohne Schwierigkeiten aus dem Haus gehen können. Vielleicht sind Sie gerade wegen einer Oberschenkelzerrung nicht so gut zu Fuß, vielleicht machen Ihnen aber auch dauerhaft Gangunsicherheiten zu schaffen. „Aktiv sein" kann dann bedeuten, sich dieses Problem einzugehen und dann aktiv das Risiko zu verringern, zum Beispiel indem Sie sich mit einer Gehhilfe vertraut machen.

Es gibt auch Betroffene, die sehr große Angst davor haben, hinzufallen. Wenn sich jemand deshalb nicht mehr nach draußen traut, ist das ein ernst zu nehmendes Problem, das man angehen sollte (mehr dazu auch ab Seite 168). Denn wer rastet, der rostet, sprich: Mangelnde Bewegung führt über kurz oder lang zu noch mehr Unbeweglichkeit. Ein Teufelskreis, den Sie zum Beispiel dadurch durch-

EIN HILFSMITTEL BEANTRAGEN – SO GEHT'S

Vieles, was Ihnen den Alltag erleichtert, wird von der Krankenkasse bezahlt. So stellen Sie den Antrag.

1 **ARZTGESPRÄCH** Sprechen Sie mit Ihrem Arzt darüber, welches Hilfsmittel Sie gern hätten. Falls Ihnen das noch nicht klar ist, können Sie auch Ihre Probleme oder Sorgen schildern und fragen, ob es Hilfsmittel gibt, die in Ihrem Fall sinnvoll wären.

2 **VERORDNUNG ERHALTEN** Ihr Arzt stellt Ihnen eine Verordnung, also ein Rezept für das entsprechende Hilfsmittel, aus. Wichtig ist, dass darauf die korrekte Hilfsmittelnummer vermerkt ist.

3 **VERORDNUNG EINREICHEN** Die Verordnung reichen Sie bei Ihrer Krankenkasse ein. Diese händigt Ihnen daraufhin ein Verzeichnis der vertraglichen Leistungspartner aus.

4 **KOSTENVORANSCHLAG EINHOLEN** Hinter dem Begriff „Leistungspartner" verbirgt sich der Händler, bei dem Sie das Hilfsmittel erwerben können, in der Regel ein Sanitätshaus. Kontaktieren Sie einen Leistungspartner von der Liste, um einen Kostenvoranschlag für das Hilfsmittel anzufordern.

5 **ANTRAG STELLEN** Den Kostenvoranschlag reichen Sie dann wieder zusammen mit der Verordnung und einem Anschreiben bei Ihrer Krankenkasse ein. Das Anschreiben sollte am besten Ihre persönliche Situation darstellen und noch einmal verdeutlichen, warum Sie dieses Hilfsmittel benötigen.

6 **ABWARTEN** Binnen drei Wochen muss die Krankenkasse über den Antrag zu entscheiden. Die Zeit verlängert sich auf fünf Wochen, wenn ein medizinisches Gutachten benötigt wird.

7 **HILFSMITTEL ERHALTEN** Wird der Antrag bewilligt, können Sie das Hilfsmittel erwerben. Die Kosten übernimmt die Kasse, eventuell müssen Sie einen Zuschuss zahlen. Wird der Antrag hingegen abgelehnt, kann es sich lohnen, Widerspruch einzulegen. Hier können Sozialverbände, Pflegestützpunkte und die Verbraucherzentralen helfen.

brechen können, dass Sie alles dafür tun, um mit einem sicheren Gefühl draußen unterwegs sein zu können. Schuhe mit rutschfesten Sohlen, die auf verschiedenen Oberflächen Halt bieten, geben Ihnen zum Beispiel auf jeden Fall ein gutes Gefühl von Sicherheit. Die Schuhe sollten gut sitzen. Hohe Absätze können gefährlich sein, nehmen Sie lieber Schuhe mit flachen, stabilen Sohlen. Schauen Sie beim Gehen auch immer wieder auf den Boden, um mögliche Stolperfallen wie Risse oder lose Steine rechtzeitig zu erkennen. Wer schlecht sieht, braucht dazu eine Brille. Selbst wenn Sie sich eigentlich ziemlich sicher fühlen, sollten Sie in unbekannten Gegenden zunächst langsam gehen, um Hindernissen und möglichen Gefahrenstellen rechtzeitig ausweichen zu können.

Bei Schnee und Glatteis sollten Sie ganz besonders aufpassen. Auf spiegelglatten Wegen rutschen selbst junge und kerngesunde Menschen leicht aus und brechen sich die Knochen. An Tagen mit Glatteis sind die Notaufnahmen mit Sturzopfern überfüllt. Verwenden Sie eventuell spezielle Schuhe mit Spikes oder rutschfesten Aufsätzen. Vielleicht bleiben Sie an solchen Tagen lieber zu Hause und bitten Nachbarn und Freunde, Einkäufe zu erledigen. Auch bei Regen kann der Boden rutschig werden, sodass Sie vorsichtig gehen und um Pfützen und nasse Stellen einen großen Bogen machen sollten. Im Sommer drohen dagegen ganz andere Gefahren wie Hitzschlag und Dehydration. Trinken Sie daher bei sehr heißem Wetter genug Wasser, halten Sie sich an schattigen Orten auf und tragen Sie unbedingt leichte, atmungsaktive Kleidung.

Wenn Sie sich beim Gehen eher unsicher fühlen, sollten Sie über eine Gehhilfe nachdenken. Hier gilt die Regel, eine Körperseite nicht einseitig zu belasten, wie es beispielsweise bei einem Gehstock der Fall ist. Zudem hilft ein solcher Stock bei einem drohenden Sturz kaum. Er ist nicht stabil genug. Wenn Sie einen Stock längere Zeit nutzen, können weitere Probleme auftreten. Schulter, Handgelenk und Wirbelsäule mögen nämlich keine einseitigen Belastungen und reagieren auf den Druck mit Schmerzen. Nur beidseitige Gehstöcke sind daher empfehlenswert. Mit ihnen kommt man einem normalen Gangbild am ehesten nahe. Ideal wegen ihrer Flexibilität und ihres geringen Volumens sind Nordic-Walking-Stöcke. Diese gibt es mit Spitzen, die dem Untergrund angepasst sind. Besonders geeignet für den Alltag sind verbreiterte Gummispitzen. Damit haben Sie einen guten Halt auf Bürgersteigen oder glatten Untergründen. Sie können auf die Körpergröße eingestellt werden, sind faltbar oder lassen sich zusammenschieben und können leicht verstaut werden.

Fahrten in Bussen und Bahnen sind für sehr viele Menschen eine Herausforderung. Der Umgangston ist zuweilen rau und ruppig. Andere Fahrgäste rempeln Sie an. Oder der Bus oder die Bahn bremst abrupt, sodass die Fahrgäste sich festhalten müssen und im schlimmsten Fall sogar stürzen. Stellen Sie sich daher unbedingt in die Nähe von Haltegriffen. Noch besser wäre es, die Sitzplätze für Menschen mit eingeschränkter Mobilität zu nutzen. Bitten Sie, wenn nötig, beim Ein- und Aussteigen andere Menschen um Unterstützung, wenn Sie fürchten, nicht schnell genug zu sein. Bevor Sie mit den öffentlichen Verkehrsmitteln losfahren, sollten Sie die Fahrpläne studieren und genügend Zeit für Ihre Reise einplanen. So lassen sich unnötiger Stress und Hektik vermeiden. Eile ist auch beim Überqueren von Straßen nicht angebracht. Nutzen Sie ausschließlich Ampeln oder Zebrastreifen zum Überqueren der Straße. Und warten Sie, bis alle Fahrzeuge stehen, bevor Sie auf die Straße treten. Stellen Sie Augenkontakt mit Autofahrern her, um sich zu vergewissern, dass Sie gesehen werden und die Straße sicher überqueren können. Sie sollten sich angewöhnen, wichtige Notrufnummern und Kontaktdaten bei sich zu tragen. Mit einer Notfallkarte in der Tasche oder im Handy wissen Rettungskräfte im Ernstfall gleich, wer Sie sind, und können Ihre Kontaktpersonen gleich informieren.

DAS AUTO DOCH NICHT STEHEN LASSEN? Das Auto kommt heutzutage oft eher schlecht weg: Autofahren schadet der Umwelt, aber auch Ihrer Gesundheit, wenn die Alternative Bewegung ist, die Ihre Fitness fördert. Ist der Weg jedoch sehr weit, das Wetter ungünstig und Bus und Bahn sind überfüllt, kann das Auto durchaus die beste Wahl sein. Haben Sie dann kein schlechtes Gewissen. Sicherheit geht nun einmal vor.

Einen längeren Ausflug können Sie schon im Voraus planen und sich informieren, wie sicher und wie zugänglich die Strecke ist. Baustellen und anderen Barrieren gehen Sie dann einfach aus dem Weg. Regelmäßige Pausen helfen, die Kräfte gut einzuteilen, insbesondere bei Wanderungen oder anderen anstrengenden Aktivitäten. Checken Sie den Wetterbericht, um nicht von Unwettern überrascht zu werden. Die Sicherheit unterwegs braucht eben manchmal eine gewissenhafte Vorbereitung. Das Risiko, auszurutschen und zu stürzen, lässt sich damit zwar nicht auf null reduzieren. Aber mit einer guten Planung ist die Wahrscheinlichkeit eines Unfalls relativ gering.

Ein Loblied auf den Rollator

Ein Hilfsmittel, mit dem Menschen mit Gangunsicherheiten viel sicherer unterwegs sein können, ist der Rollator. Aber vielleicht ist Ihnen gar nicht wohl dabei, wenn Ihnen dieser vielleicht von Ihrem Arzt empfohlen wird. Viele Menschen verbinden Rollatoren automatisch mit dem Gedanken: „Jetzt bin ich alt und gebrechlich." Tatsächlich sind Rollatoren quasi zum Sinnbild für Menschen der älteren Generation geworden. Machen Sie sich aber klar: Dieses Image hat sich der Rollator redlich verdient! Dass so viele, vor allem (aber nicht nur!) ältere Personen damit unterwegs sind, liegt schlicht und einfach daran, dass der Rollator ein sehr nützliches Hilfsmittel ist, das Mobilität und damit ein selbstbestimmtes Leben trotz gewisser Einschränkungen möglich macht. Es kann sich daher lohnen, diese wunderbare Erfindung einmal auszuprobieren. Sie müssen den Rollator ja nicht immer nutzen, sondern können ihn in den Situationen einsetzen, in denen Sie sich unsicher fühlen. Zu anderen Zeiten können Sie ihn einfach stehen lassen.

Als Gehhilfe hat der Rollator den Vorteil, dass Sie beide Körperhälften gleichzeitig belasten können. Wegen der Bremsfunktion können Sie sich im Stehen abstützen und sich sogar auf das Sitzbrett setzen. Um ihn zu bedienen, brauchen Sie nur etwas Kraft im Rumpf und in den Armen. Wichtig zu wissen: Damit die Kosten für einen Rollator übernommen werden, ist eine klare Indikation nötig, das heißt eine medizinische Behandlung muss angezeigt sein. Für Einsteigermodelle übernimmt die Krankenkasse die Kosten nach dem Rezept durch die Ärztin oder den Arzt. Voraussetzung dafür ist, dass er im Hilfsmittelverzeichnis steht. Einfache Modelle starten bei 60 Euro, Sonder- oder Premiummodelle kosten bis zu 4 000 Euro. Die Erfahrung hat gezeigt, dass eigentlich nur sogenannte Leichtgewichtsrollatoren alltagstauglich sind. Dabei handelt es sich um Längsfalter, im Gegensatz zu den von der Krankenkasse bezahlten Rollatoren, die quergefaltet werden. Längsfalter sind viel einfacher zu bedienen. Man muss oft nur an einer Schlaufe am Sitz ziehen und die Rollatoren klappen zusammen. Das macht es sehr einfach, die Gehhilfe schnell im Auto zu verstauen oder sie in einem engen Wohnungsflur abzustellen. Die Leichtgewichte unter den Rollatoren kosten allerdings um einiges mehr als die Kassenmodelle – von 150 Euro an bis zu mehreren Hundert Euro. Wenn Sie einen Rollator nur für kurze Zeit benötigen, lohnt sich das meist nicht.

Leichtgewichtrollatoren bewilligen Krankenkassen nur in Ausnahmefällen. Das geht nur bei Indikationen wie etwa schwerer Atemnot oder fortgeschrittenen Muskel- und Gelenkerkrankungen. Mit einem ärztlichen Attest können Sie die Kassen jedoch von der Sinnhaftigkeit einer solchen Verordnung überzeugen. Achten Sie dann darauf, dass der Arzt Ihre Erkrankung auf dem Rezept detailliert vermerkt hat und begründet, warum Sie einen leichten Rollator benötigen. Man kann auf der Verordnung auch schon das gewünschte Maximalgewicht und die Hilfsmittelverzeichnisnummer des ausgewählten Modells angeben. Auf der Website des GKV-Spitzenverbands (gkv-spitzenverband.de) gibt es einen Überblick über die Modelle. Am besten, Sie suchen sich schon vor dem Arztbesuch ein geeignetes Modell aus. Wenn Ihnen die Krankenkasse dann ihre Vertragspartner genannt hat, können Sie die verschiedenen Angebote vergleichen. Achten Sie bei der Auswahl vor allem auf die Bremsen, den Klappmechanismus und wie gut sich das Gerät ankippen lässt. Die Ankipphilfe, ein Hebel neben dem Rad, sollten Sie mit Ihrem Fuß leicht erreichen können, damit Sie den Rollator sicher den Bordstein rauf und den Bordstein runter bewegen können. Die Bremsen müssen leicht zu bedienen sein, ohne dass es nötig ist, den Griff loszulassen. Das heißt, dass der Abstand zwischen Bremse und Griff nicht zu groß sein darf. Schauen Sie auch, ob die Ausstattung des Rollators mit Korb, Tasche oder Tablett für Sie richtig passt.

Komfortabel rollern

Mit welchem Fahrzeug kann man längere Strecken fahren und sich dabei gleichzeitig bequem zurücklehnen? Wahrscheinlich denken Sie zuerst an das Auto. Das ist natürlich richtig, aber es gibt noch ein anderes, weitaus billigeres und kleineres Fahrzeug, mit dem Sie sich ein Stück Lebensqualität sichern können: E-Scooter sind eine prima Hilfe, wenn Sie sich auf Gehwegen unsicher fühlen oder in Ihrer Mobilität etwas eingeschränkt sind. Damit sind nicht die elektrischen Tretroller gemeint, mit denen junge Leute in den Städten herumfahren, sondern Elektromobile für Senioren und Seniorinnen, die es in verschiedenen Modellen und Preisklassen zu kaufen gibt. Von leichten und faltbaren Geräten bis hin zu robusten Varianten. Technisch gesehen handelt es sich um batteriegetriebene offene Fahrzeuge mit einem Lenker und drei, manchmal auch vier Rädern.

KLEINE FLITZER. Elektromobile können Geschwindigkeiten von 6 km/h bis zu 25 km/h erreichen. Einen Führerschein braucht man nicht, wenn das Fahrzeug in die Kategorie „motorisierter Krankenfahrstuhl" fällt. Vierrädrige Modelle sind schneller, aber weniger wendig als dreirädrige. Die billigsten Elektromobile kosten ca. 700 Euro, die teuersten fünfstellige Beträge.

Wenn Sie ein solches Fahrzeug anschaffen wollen, sollten Sie zuerst sicherstellen, dass es auch medizinisch notwendig ist. Dies geschieht wie üblich durch eine ärztliche Verordnung oder ein Gutachten, das den Bedarf für ein Mobilitätshilfsmittel bestätigt. Lassen Sie sich von Ihrem Arzt, Ihrer Ärztin oder einem Facharzt für Rehabilitation beraten. In einigen Regionen gibt es auch spezielle Beratungsdienste für Menschen mit Mobilitätseinschränkungen. Sie können Ihnen helfen, den für Ihre Bedürfnisse am besten geeigneten E-Scooter auszuwählen. Überlegen Sie, welche Funktionen für Sie wichtig sind, ob Sie also eine große Reichweite bevorzugen oder ob das Fahrzeug größere Lasten tragen oder doch lieber sehr wendig sein soll. Bei einer Testfahrt können Sie überprüfen, ob es bequem zu bedienen ist. Viele Sanitätshäuser und Fachgeschäfte für Mobilitätshilfen bieten E-Scooter an, oft bauen sie auch die Fahrzeuge Ihren Bedürfnissen entsprechend um. Achten Sie bei Online-Anbietern auf gute Kundenbewertungen und ob sie einen seriösen Eindruck machen. Es kann auch sinnvoll sein, ein Elektromobil zu leasen oder zu mieten, bevor man sich für einen Kauf entscheidet.

Den Kostenvoranschlag für das Fahrzeug geben Sie bei Ihrer Krankenkasse ab, siehe Seite 148. Manchmal haben Krankenkassen spezielle Formulare für solche Anträge. Erkundigen Sie sich bei Ihrer Krankenkasse nach den Anforderungen. Bei Genehmigung erhalten Sie einen Bewilligungsbescheid, der die Kostenübernahme und eventuell notwendige Eigenanteile beschreibt. Die Höhe des Eigenanteils variiert je nach Kasse und den individuellen Umständen. Das ausgewählte Modell muss im Hilfsmittelverzeichnis aufgeführt sein. In der Regel zahlt die Kasse unter anderem, wenn das Fahrzeug nicht schneller als sechs Stundenkilometer fährt und nur über einen Sitzplatz verfügt. Nachdem Sie stolze Besitzerin des Mobils geworden sind, sollten Sie regelmäßig die Sicherheit des Fahrzeugs überprüfen lassen, damit es einwandfrei funktioniert. Unter Umständen brauchen Sie eine Haftpflichtversicherung, um die Schäden zu ersetzen, die durch den Einsatz des Geräts verursacht wurden.

Radeln auf dem Dreirad

Auf normalen Fahrrädern fühlen Sie sich unsicher? Dann können Ihnen vielleicht Dreiradfahrräder den Spaß am Radfahren zurückbringen. Solche Fahrräder sind bei Schwierigkeiten mit dem Gleichgewicht ideal. Sie können sich damit voll und ganz auf die Fahrt konzentrieren, kommen schnell voran und tun etwas für Ihre körperliche Fitness, ohne die Gelenke stark zu belasten. Im Vergleich zu traditionellen Zweiradfahrrädern sind Dreiräder deutlich stabiler, weil sie an drei Punkten Kontakt mit dem Boden haben. Umkippen kann man damit zwar theoretisch auch, in der Praxis geschieht das aber selten. Es gibt verschiedene Arten von Dreiradfahrrädern, darunter solche mit Elektromotoren. Mit ihnen können Sie auch längere Ausflüge unternehmen, ohne dass Sie sich völlig verausgaben müssen.

PRAKTISCH FÜR EINKÄUFE. Ähnlich wie bei normalen Fahrrädern ist auch die Auswahl an Dreirädern groß. So gibt es auch Shopping-Dreiräder mit großen Gepäckträgern oder Körben, in denen Sie Ihre Einkäufe und persönliche Gegenstände bequem transportieren können. Auch mit schweren Lasten kann ein Dreirad nicht einfach umkippen.

Sogenannte Sesseldreiräder haben einen tiefen Schwerpunkt und geben so noch mehr Stabilität. Wegen des niedrigen Einstiegs kann man bequem aufsitzen und absteigen – ein großer Vorteil, wenn es Ihnen schwerfällt, von einer niedrigen in eine höhere Sitzposition oder umgekehrt zu kommen. Das Fahrrad abstellen macht auch keine Schwierigkeiten, weil das Dreirad nicht umkippen kann. Die gängigsten Modelle besitzen ergonomische, breite „Sessel“, die zusätzlichen Halt und Komfort bieten – sehr angenehm insbesondere bei längeren Fahrten. Manche Räder verfügen über Rückenlehnen, ein Segen für Menschen mit Rückenproblemen. Weil Dreifahrräder breiter und stabiler wirken als normale Fahrräder, sind sie im Straßenverkehr besser sichtbar. Außerdem sind sie oft mit Reflektoren ausgestattet sowie einer Extra-Beleuchtung und Sicherheitsschildern. All das trägt dazu bei, das Risiko von Unfällen zu verringern. Bei vielen Modellen lassen sich einzelne Teile einstellen. So können zum Beispiel Sättel oder Lenkstangen verstellt werden, um den Komfort und die Ergonomie auf Ihre Bedürfnisse abzustimmen.

Kleinigkeiten, die viel bewirken können

Ein starker Rücken schützt vor Stürzen. Hier finden Sie weitere Tipps und Tricks, damit Sie standhaft bleiben.

Es gibt noch eine Reihe anderer Möglichkeiten, die Stürze verhindern können. Neben einer guten Motorik, der Fähigkeit, sich sicher zu bewegen, kommt es auf die Sensorik an, also wie gut und schnell man seine Umgebung wahrnimmt. Ein wesentlicher Teil davon ist die bereits erwähnte Tiefenwahrnehmung, das ist die Art und Weise, wie wir die Bewegungen und die Position unseres Körpers im Raum wahrnehmen. Dies können und sollten Sie trainieren. Doch trotz eines Trainings kann die Tiefenwahrnehmung gestört sein. Das ist zum Beispiel der Fall bei dem diabetischen Fußsyndrom oder einer Polyneuropathie, bei der Nerven in den Armen und Beinen oder auch in inneren Organen geschädigt sind. Typische Symptome sind Schmerzen, Kribbeln oder Brennen in den Unterschenkeln oder dauerhaft zu hohe Blutzuckerwerte. Es ist wichtig, solche Erkrankungen abzuklären und auch behandeln zu lassen.

Aber der Mensch orientiert sich in der Umwelt nicht nur mit Hilfe der Tiefensensibilität. Genauso wichtig ist gutes Sehen und Hören. Beide Fähigkeiten nehmen im Alter ab und die meisten brauchen zuerst eine Brille und später vielleicht ein Hörgerät. Eine Brille mit den richtigen Stärken erleichtert es erheblich, sich im Raum zu orientieren. Auch wenn Sie nachts auf die Toilette müssen, sollten Sie Ihre Brille aufsetzen. Der Sehsinn ist für uns Menschen zumindest bei mittleren Entfernungen die effektivste Sinneswahrnehmung. Bei größeren Entfernungen verlassen wir uns dagegen eher auf das Hören. Damit können wir potenzielle Gefahren zum Beispiel im Straßenverkehr wie den aufheulenden Motor eines schnell heranfahrenden Autos früh erkennen. Achten Sie also darauf, wie gut Sie

ÜBUNGEN FÜR IHRE WIRBELSÄULE

Trainieren Sie Ihre gesamte Wirbelsäule, damit sich die Halswirbelsäule frei bewegen kann. So verhindern Sie Beschwerden wie Schwindel und verringern das Sturzrisiko.

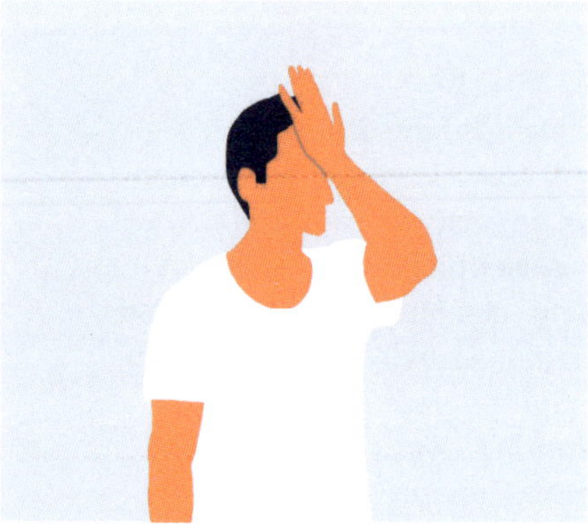

Übung 1: Bei dieser Übung legen Sie Ihre Handinnenfläche auf die Stirn:

- Drücken Sie vorsichtig Ihren Kopf nach hinten bis Sie bemerken, dass ein Doppelkinn entsteht und sich ein Ziehen im Nacken bemerkbar macht. Sie sollten das Gefühl haben, dass der Nacken dabei lang wird.
- Im nächsten Schritt wiederholen Sie dies mit etwas mehr Druck nach hinten. Lassen Sie nach ungefähr zehn Sekunden wieder locker.
- Wiederholen Sie das fünf- bis zehnmal.

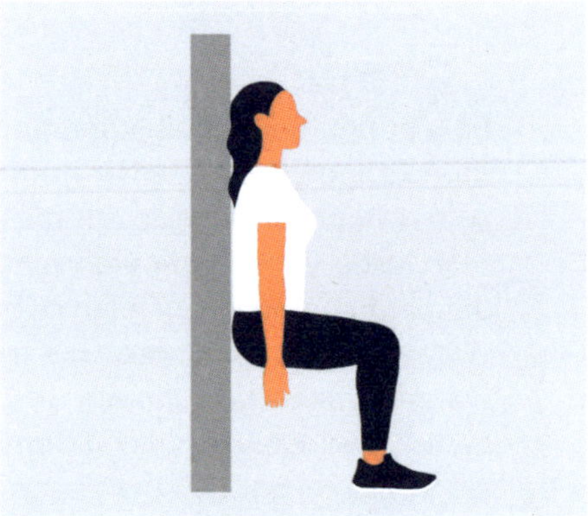

Übung 2: Diese Übung zählt zum Krafttraining, stärkt aber zugleich Ihren Rücken:

- Stellen Sie die Beine hüftbreit auf.
- „Setzen" Sie sich so an die Wand, dass Ihre Knie einen 90-Grad-Winkel bilden. Die Arme hängen locker herab.
- Wichtig ist, dass Sie den gesamten Rücken und besonders den unteren Rücken fest gegen die Wand pressen.
- Halten Sie die Position für ungefähr zehn Sekunden. Wiederholen Sie die Übung fünfmal.

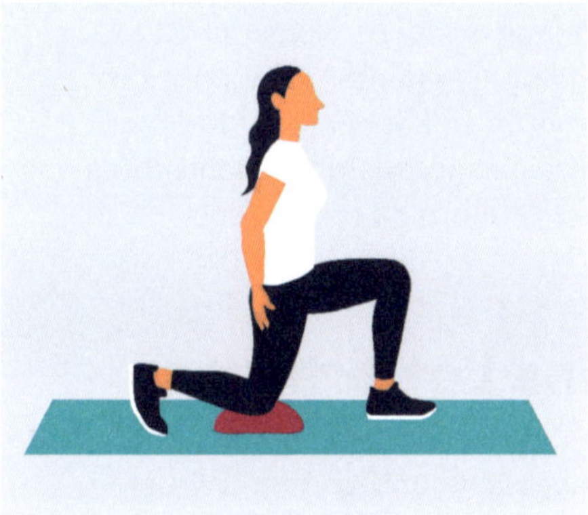

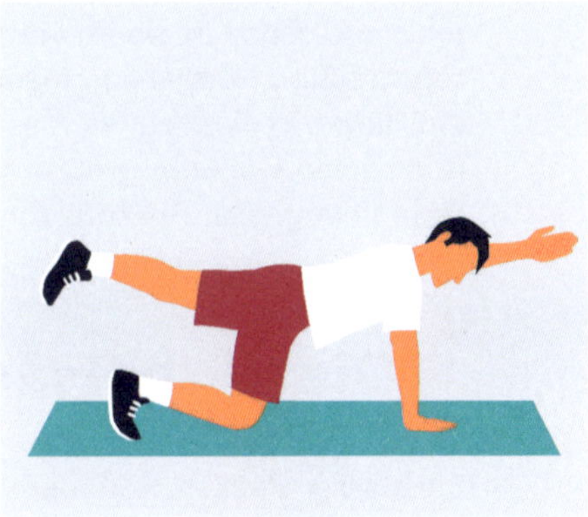

Übung 3: Wenn Sie in der Hüfte gebeugt gehen, ist Ihr ganzer Oberkörper nach vorn geneigt. Um das zu verhindern, sollten Sie Ihre Hüftbeuger aufdehnen. Das sind die großen Muskelgruppen, die entlang der Wirbelsäule zum Oberschenkel ziehen.

- Die Ausgangsstellung ist der Einbeinkniestand (siehe Abbildung), bei Bedarf können Sie ein Kissen unter das Knie legen.
- Verlagern Sie das Körpergewicht auf das nach vorn gerichtete, gebeugte Bein. Spannen Sie dabei Ihre Bauch- und Gesäßmuskulatur an.
- Schieben Sie Ihr Becken leicht nach vorn, bis Sie ein leichtes Ziehen in der Leiste bemerken. Halten Sie diese Dehnung für mindestens 30 Sekunden. Achten Sie darauf, nicht ins Hohlkreuz zu fallen.
- Wiederholen Sie die Übung zwei- bis dreimal auf jeder Seite. Eine Pause von 30 Sekunden sollte dazwischenliegen.

Übung 4: Mit der folgenden Übung können Sie Ihre aufrichtende Muskulatur stabilisieren:

- Begeben Sie sich in den Vierfüßlerstand, am besten auf einer Matte. Beide Beine sollten unter den Hüften, also im 90-Grad-Winkel, positioniert sein. Beide Arme sind in gleicher Weise unter den Schultern positioniert. Blicken Sie Richtung Boden.
- Heben Sie nun über Kreuz ein Bein und einen Arm erst einmal nur wenig vom Boden ab und halten Sie Arm und Bein für fünf Sekunden in dieser Position.
- Schrittweise können Sie nun den Abstand von Arm und Bein vom Boden vergrößern und die Dauer etwas steigern.
- Zum Schluss ist Ihre Position vergleichbar mit Superman in Flug. Können Sie diese Position sicher und länger halten, dann haben Sie super trainiert!

noch hören, und scheuen Sie sich nicht, wenn nötig ein Hörgerät zu nutzen. Es ist wirklich seltsam. Im Gegensatz zum Sehen, wo uns eine Einschränkung früh auffällt, ignorieren vielen Menschen ihre Hörprobleme oder spielen sie herunter. Häufig werden sie erst aktiv, wenn sie von ihrer Umwelt wiederholt auf ihre Schwerhörigkeit angesprochen werden. Doch dann befindet sich die Schwerhörigkeit meistens schon in einem vorgeschrittenen Stadium. Schlauer ist es, regelmäßige Hörtests zu machen, um den geeigneten Zeitpunkt für ein Hörgerät nicht zu verpassen. Gut hören zu können, hat übrigens noch einen weiteren großen Vorteil. Erwiesenermaßen ist schlechtes Hören ein großer Risikofaktor, an einer Demenz zu erkranken.

Die Wirbelsäule ins Lot bringen

Ein starker Rücken, vor allem eine bewegliche und kräftige Wirbelsäule, schützt uns hervorragend vor Stürzen. Am oberen Ende der Wirbelsäule befindet sich die sehr bewegliche Halswirbelsäule. Diese große Beweglichkeit ist auch nötig, damit wir den Kopf möglichst weit nach links, rechts und nach oben und unten drehen können. Um die Drehungen zu koordinieren, verfügt der Körper im Bereich des Halses über sehr viele Dehnungsrezeptoren in der Muskulatur. Daher empfinden die meisten Menschen eine Massage im Nacken als äußerst angenehm. Umgekehrt führen aber Funktionseinschränkungen in dieser Region häufig zu erheblichen Problemen. Wenn zum Beispiel ein verspannter Muskel im Nacken auf einen Nerv drückt, kann das Schwindel und Übelkeit auslösen. Sind Gelenke in den kleinen Wirbelgelenken verschlissen, wird es schwer, den Nacken zu bewegen. Mit einem gezielten Training können Sie einem steifen Nacken und anderen Verspannungen zuvorkommen. Kümmern Sie sich aber nicht nur um die Halswirbel. Das große Ziel ist, die Wirbelsäule insgesamt ins Lot zu bringen. Denn Sie haben ja bereits darüber gelesen, dass sich der Körperschwerpunkt im Alter nach vorn bewegt. Dann neigt sich auch der Kopf nach vorn und die Augen sind öfter auf den Boden als gerade ausgerichtet. Wir überstrecken dann die Halswirbelsäule, um den Kopf wieder in eine waagrechte Stellung zu heben. Auf Dauer gesehen begünstigt diese Haltung den Verschleißprozess an den Gelenken, was wiederum die Beweglichkeit erheblich einschränken kann. Trainieren Sie daher unbedingt Ihre Wirbelsäule, etwa mit den Übungen auf Seite 156.

Besonders heikle Bewegungen

Ebenso wichtig ist es, Ihre Wirbelsäule zu schützen, oder genauer gesagt: Wirbelkörperbrüche zu vermeiden, die, wie Sie schon im ersten Kapitel erfahren haben, besonders tückisch sind, weil sie oft zunächst nicht bemerkt werden. Es gibt drei Arten von Bewegungen, die eine sehr große Kraft auf die Wirbelsäule ausüben. Diese Bewegungen machen es leider auch wahrscheinlicher, dass ein Wirbelkörper bricht. Dazu zählen schweres Heben und Tragen, wenn damit ein starkes Nach-vorn-Beugen der Wirbelsäule verbunden ist, sowie ein Verdrehen der Wirbelsäule. Versuchen Sie, solche „Turnübungen" so gut es geht zu vermeiden. Überlassen Sie das Tragen von schweren Sachen wie großen Blumenkübeln am besten jüngeren Menschen.

RÜCKENSCHONENDES HEBEN. Wahrscheinlich wird es sich nicht vermeiden lassen, dass Sie hin und wieder doch etwas Schweres heben müssen. Hier hilft Ihnen eine besondere Technik: Wenn Sie etwas vom Boden aufheben wollen, lassen Sie den Rücken möglichst gerade und beugen dabei Ihre Knie mehr als gewohnt. So wird Ihr Rücken am besten geschont.

Langsame und kontrollierte Bewegungen sind generell viel rückenschonender, als wenn Sie etwas schnell und ruckartig tun. Gegenstände, die Sie anheben oder in der Hand halten, sollten Sie nahe am Körper halten. So tragen Sie Einkaufstaschen am besten nahe an den beiden Körperseiten, wobei die Taschen möglichst gleich schwer sein sollten. Setzen Sie die Kraft Ihrer Beine ein, wenn Sie die Taschen anheben oder absetzen, sodass der Rücken gerade bleibt. Wenn Sie einen Einkaufstrolley nutzen, empfiehlt es sich, ihn abwechselnd links und rechts hinter sich herzuziehen, um keine Körperseite zu stark zu belasten. Sollten doch einmal Rückenschmerzen auftreten, können Sie grundsätzlich Ihre normale Aktivität beibehalten. Manchmal kann es aber auch helfen, sich etwa für eine halbe Stunde auf einen Stuhl zu setzen. Wichtig ist, dass dabei beide Pobacken die Stuhllehne berühren, sodass der Rücken aufgerichtet ist. Zusätzlichen Halt können Sie sich durch ein kleines Kissen zwischen der Lehne und dem unteren Rücken verschaffen. Das unterstützt die natürliche Krümmung des Rückens.

DIE WICHTIGSTEN KLEINIGKEITEN

Oft tragen kleine Dinge viel
dazu bei, Stürze zu verhindern.

Schuhe: Tragen Sie flache, gut sitzende Schuhe mit rutschfesten Sohlen. Finger weg von hohen Absätzen – Sicherheit geht vor!

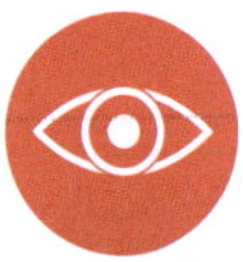

Sehen: Machen Sie einen Sehtest. Tragen Sie bei Bedarf immer Ihre Brille oder nutzen Sie eine andere Sehhilfe.

Hören: Machen Sie einen Hörtest. Falls Ihr Hörvermögen eingeschränkt ist, nutzen Sie ein Hörgerät.

Busse und Bahnen: Fahren Sie nur mit den „Öffis", wenn Sie sich dabei sicher fühlen. Nutzen Sie Haltegriffe. Scheuen Sie sich nicht, einen Sitzplatz einzufordern.

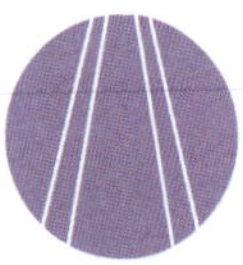

Wege: Achten Sie auf den Zustand des Bodens. Nehmen Sie wenn nötig einen Umweg in Kauf, um Glatteis oder stark beschädigte Wege zu meiden.

Gehhilfe: Falls Sie sich sehr unsicher fühlen, kann eine Gehilfe sinnvoll sein. Besprechen Sie mit Ihrem Arzt, welches Hilfsmittel geeignet wäre.

Zeit: Gehen Sie rechtzeitig los, um sicherzustellen, dass Sie nicht in Eile geraten, sondern in Ruhe unterwegs sein können.

Sie sollten sich auch mit der richtigen Technik des Aufstehens vertraut machen, falls Sie doch einmal hinfallen. Auch wenn es nicht leicht ist: Versuchen Sie, ruhig zu bleiben und einige Atemzüge tief zu atmen. Wenn möglich, gehen Sie in den Vierfüßlerstand und probieren dann das Aufstehen. Oder Sie krabbeln zum nächsten Stuhl oder Tisch, halten sich an den Seiten oder Stuhllehnen fest und ziehen sich mit Hilfe der Arme nach oben. Auch das sichere Fallen können Sie unter professioneller Anleitung üben, sodass die Folgen des Hinfallens hoffentlich glimpflich sind.

Ein neues Sicherheitslevel

Kräftige Knochen und Muskeln und die Fähigkeit, Situationen schnell wahrnehmen und adäquat auf sie reagieren zu können: Mit diesen beiden „Superkräften" sind Sie bestens geschützt. Trotzdem sollten Sie das Schicksal nicht unnötig herausfordern. Die wichtigsten Kleinigkeiten sind auf der gegenüberliegenden Seite zusammengefasst. Ihre Wohnung und das Leben zu Hause können Sie mit moderner Technik auf ein neues Sicherheitslevel heben. Es gibt Systeme, die mittels Sensoren Stürze erkennen und automatisch Notfallkontakte oder Rettungsdienste benachrichtigen. Oder Sie lassen Sicherheitskameras installieren, die ungewöhnliches Verhalten identifizieren und mit einem Alarmsystem die Rettungskräfte herbeirufen. Aber auch ein mobiles Notrufgerät oder ein Armband mit Notruffunktion tun gute Dienste, da Sie damit im Notfall schnell Hilfe holen können. Wenn Sie Probleme mit dem Aufstehen und dem Hinsetzen haben, sind eventuell höhenverstellbare Stühle und Betten eine praktische Alternative.

Keine Kleinigkeit, sondern sehr wichtig, ist die regelmäßige Überprüfung Ihrer Knochengesundheit und der Kontakt zu Ihrem Arzt oder der Ärztin. Denn wird eine Osteoporose leitliniengerecht behandelt, reduziert sich auch das Bruchrisiko. Ein kleines, aber ebenso wichtiges Rad im Therapieplan sind Physiotherapeuten, die für Sie ein Programm zur Sturzprävention erstellen können. Sowohl Sie als auch Ihre Angehörigen sollten Bescheid wissen, welche Gefahren drohen und welche Maßnahmen ergriffen werden können, um Stürze zu verhindern. Damit Sie und Ihre Angehörigen wissen, was zu tun ist, wenn Sie doch einmal stürzen, kann auch ein individuell für Sie erstellter Notfallplan sehr hilfreich sein.

Ein starkes Netzwerk

Holen Sie sich Unterstützung. Von Ihrem privaten Umfeld, aber auch von Profis. Es gibt viele Möglichkeiten.

Vor allem dann, wenn es zu einem Bruch gekommen ist, kann es durchaus sein, dass Sie eine Zeitlang nicht so mobil sind. Bei den meisten dauert der Zustand aber nicht lange an. Und wenn Ihr soziales Umfeld Sie unterstützt, werden Sie damit zurechtkommen, einige Tage oder Wochen etwas eingeschränkt zu leben. Sprechen Sie offen an, dass Sie gerade nicht so gut zu Fuß sind. Die meisten Menschen haben dann großes Verständnis und helfen gern. Angehörige, Freundinnen oder Nachbarn können zum Beispiel Einkäufe machen oder schwere Wasserkisten aus dem Keller in die Wohnung tragen. Sie können Ihnen bei bestimmten Hausarbeiten helfen oder Sie zu Arztterminen begleiten. Eine solche Unterstützung erleichtert den Alltag sehr, indirekt wird damit auch das Risiko von Stürzen verringert. Erzählen Sie Angehörigen oder Freunden und Freundinnen von Ihren Sorgen. Die Gespräche werden Ihnen helfen, Ängste abzubauen und eine positive Einstellung zu bewahren. Und sie geben Ihnen hoffentlich neuen Schwung. Ihr Umfeld kann Sie ermuntern, regelmäßig Ihre Übungen zu machen, die Ihre Muskulatur und Gleichgewicht stärken, damit Sie bald wieder mobil werden.

In guten Händen

Neben dem persönlichen Netzwerk sollten Sie aber auch dafür sorgen, dass Sie professionelle Unterstützung erhalten. Wie Sie bereits beim Thema Medikamente erfahren haben, geschieht das leider nicht immer von allein. Es kann sein, dass Sie auch in diesem Bereich selbst aktiv werden müssen. Das lohnt sich, denn wenn sich

Ihre persönliche Situation einmal verschlechtern sollte, ist es sehr hilfreich, bereits ein starkes Netzwerk zu haben. Sprechen Sie daher frühzeitig mit Ihrer Hausärztin oder Ihrem Hausarzt über mögliche Hilfsangebote, vor allem dann, wenn Sie schon hochbetagt sind und es absehbar ist, dass Sie auf lange Sicht mehr Hilfe brauchen werden. Hausärzten kommt im Unterstützungsnetzwerk eine Schlüsselrolle zu. Sie koordinieren Behandlungen, führen allgemeine Untersuchungen durch und sind darüber hinaus meist die erste Anlaufstelle für alle Gesundheitsfragen. Glücklich ist, wer bereits seit Langem einen guten Hausarzt hat, zu dem ein enges Vertrauensverhältnis besteht. Spätestens wenn die Diagnose Osteoporose feststeht, sollte sich Ihr Arzt Zeit nehmen für ein ausführliches Gespräch, bei dem es nicht nur um Blutwerte und aktuelle Anliegen geht, sondern auch Ihre Sorgen und Befürchtungen ernst genommen werden.

EIN GUTER HAUSARZT IST GOLD WERT. Falls Sie sich bei Ihrem Hausarzt unwohl fühlen oder es sogar schon Vorfälle gab, die das Vertrauen angeknackst haben, sollten Sie einen Wechsel in Erwägung ziehen. Fragen Sie dazu Personen aus Ihrem Umfeld nach Empfehlungen. Gerade dann, wenn es Ihnen vergleichsweise gut geht, sollten Sie Zeit und Energie in die Suche investieren, damit Sie in schwierigen Phasen in guten Händen sind.

Ihre Hausarztpraxis kann Sie auch zu Hilfsangeboten beraten und sollte Ihnen kompetente Fachärzte empfehlen. In erster Linie sind das Orthopäden, Osteologinnen, Endokrinologen, Rheumatologen, Geriater und Internisten, die auf die Diagnose und Behandlung von Knochenerkrankungen wie Osteoporose spezialisiert sind. Sie können Knochendichtemessungen durchführen, Sie beraten über die spezifischen Therapien und passen Ihre Behandlung dem neuesten Stand der Wissenschaft an. Endokrinologen sind bei der Diagnose und Therapie von Hormonproblemen gefragt, da Osteoporose oft hormonell bedingt ist, zum Beispiel bei der Menopause oder hormonellen Störungen. Zu Ihrem Netzwerk gehören natürlich auch Physiotherapeuten, von denen in diesem Buch schon oft die Rede war. Sie stellen die Übungen zusammen und leiten sie auch an – damit Sie wieder fit werden und Ihre Knochengesundheit stärken. Keinesfalls vergessen sollte man die Ernährungsberaterinnen und -berater. Sie unterstützen Sie bei der Planung einer geeigneten Diät und geben Tipps für eine kalziumreiche und ausgewogene Ernährung.

Hilfen im Alltag

Sie haben viele Möglichkeiten, professionelle Unterstützung zu erhalten. Vielleicht ist es für Sie sinnvoll, eine Pflegestufe zu beantragen. Oder Sie beantragen kostenlose Haushalts- und Einkaufshilfen oder Hilfe zur Pflege. Eine Haushaltshilfe übernimmt dann Aufgaben im Haushalt, die Sie wegen gesundheitlicher Einschränkungen nicht mehr erledigen können, zum Beispiel Putzen, Wäschewaschen und -bügeln, Einkaufen und Kochen. Es gibt eine Reihe von Angeboten und Sie können sich Tipps und Tricks von anderen Menschen holen, die sich in einer ähnlichen Situation befinden. Eine gute Adresse in Deutschland ist der Dachverband der Osteoporose-Selbsthilfegruppen. Auf dessen Internetseite www.osd-ev.org finden Sie auch Selbsthilfegruppen in Ihrer Nähe.

VORTEILE EINER SELBSTHILFEGRUPPE. In einer Selbsthilfegruppe können Sie eine Menge Wissenswertes über Osteoporose erfahren, sich mit anderen Betroffenen austauschen, über Probleme, aber auch über Erfolge sprechen und sich gegenseitig unterstützen. Sie finden dort Mitstreiterinnen, wenn Sie trainieren oder Ihren Lebensstil ändern wollen, und vielleicht entwickeln sich sogar Freundschaften.

Für eine Haushaltshilfe auf Kosten der Krankenkasse brauchen Sie den Nachweis eines medizinischen Bedarfs, also eine ärztliche Bescheinigung oder eine Verordnung. Wenn Sie den Antrag bei der Kasse einreichen, sollte der Hilfebedarf detailliert beschrieben sein. Es empfiehlt sich, die Höhe der Kosten schätzungsweise anzugeben. Die Kasse zahlt in der Regel, wenn ein vorübergehender Bedarf besteht, etwa nach einem Krankenhausaufenthalt oder bei akuten Problemen, zum Beispiel nach einem Knochenbruch. Dauer und Umfang der Unterstützung hängen von Ihren individuellen Bedürfnissen ab und der Satzung Ihrer Krankenkasse. Wenn eine langfristige Unterstützung benötigt wird, ist die Pflegeversicherung die richtige Ansprechpartnerin. Die Pflegekassen übernehmen unter bestimmten Voraussetzungen, je nach Höhe des Pflegegrades, die Kosten für Haushaltshilfen. Bei finanziellen Engpässen kann auch Sozialhilfe in Betracht gezogen werden. Das Sozialamt prüft den Hilfebedarf und kann unterstützen, indem es an die richtigen Stellen verweist.

Einige Gesundheitsdienste bieten Hausbesuche von Pflegepersonal oder Therapeuten an. Sie helfen Ihnen, je nachdem, welche Unterstützung Sie benötigen, zum Beispiel bei der Körperpflege, Medikamentengabe und Wundversorgung. Liegt ein Pflegegrad vor, übernimmt die Pflegeversicherung die Kosten einer ambulanten Pflege. Wie viel gezahlt wird, hängt vom Pflegegrad und den individuellen Bedürfnissen ab. Vielleicht holen Sie sich aber auch Hilfe von sogenannten Betreuungsdiensten, die ebenfalls ein Teil der gesetzlichen Pflegeversicherung sind. Sie stehen Ihnen bei der Alltagsbewältigung zur Seite, etwa bei Arztbesuchen, Einkäufen oder sozialen Aktivitäten. Eine mögliche Alternative sind Tagespflegeeinrichtungen. Dort können Sie zum Beispiel mehrmals in der Woche mit anderen Menschen zusammen Gymnastik machen, kochen, spazieren gehen und sich kreativ austoben. Eine gute Informationsquelle sind auch Sozialarbeiter und Sozialarbeiterinnen, die oft in Krankenhäusern, Pflegeeinrichtungen und bei sozialen Diensten arbeiten. Sie helfen bei der Koordination von Hilfsdiensten und auch bei der Beantragung von Leistungen. Sie haben außerdem einen gesetzlichen Anspruch auf eine Pflegeberatung, wenn Sie bereits Pflegehilfe erhalten oder einen Antrag auf Leistungen gestellt haben. Pflegeberaterinnen in den sogenannten Pflegestützpunkten beraten zu allen Fragen rund um die Pflege und koordinieren, wenn Sie dies wünschen, auch die Hilfen für Sie. Die Adressen der Stützpunkte erfahren Sie von Ihrer Pflegekasse. Eine große Hilfe können auch ehrenamtliche Helferinnen und Helfer sein. Vielleicht sind Sie selbst ehrenamtlich tätig oder waren es einmal. Dann wissen Sie bestens Bescheid über den Wert des Ehrenamts. Viele Helferinnen und Helfer von gemeinnützigen Organisationen und Nachbarschaftsinitiativen kaufen für ältere Menschen ein, übernehmen Fahrdienste oder begleiten ins Kino. Und nicht zuletzt tragen sie dazu bei, dass manche Betroffene neue soziale Kontakte knüpfen können.

Immer wieder Thema im Pflegebereich sind rechtliche Fragen. Die Rechtslage ist zuweilen kompliziert und es kann vorkommen, dass Sie rechtliche Unterstützung benötigen. Lassen Sie sich dann durch Fachanwälte für Sozialrecht beraten, die Sie dabei unterstützen, Ihre Ansprüche geltend zu machen oder Rechtsstreitigkeiten zu vermeiden. Wer wenig verdient und kein Vermögen hat, kann unter Umständen Beratungshilfe bei seinem zuständigen Amtsgericht beantragen. Auch die Verbraucherzentralen bieten Pflegerechtsberatungen an. Allerdings helfen sie nur bei Pflege- und Betreuungsverträgen und nicht, wenn es um Leistungen der Pflegekasse geht.

Die Seele aufbauen

Wenn Sie große Angst vor Stürzen haben oder sich von einem Bruch erholen, sollte auch Ihre psychische Gesundheit im Fokus stehen.

Das muss man sich nicht schönreden. An Osteoporose zu erkranken, kann sehr belastend sein. Zwar ist die Krankheit gut therapierbar und kann unterschiedlich verlaufen: Während manche ein schweres Krankheitsbild entwickeln, sind andere nur leicht betroffen und haben auch langfristig kaum Einschränkungen. In jedem Fall ist Osteoporose aber eine chronische Erkrankung, die nicht heilbar ist. Davon betroffen zu sein, kann auch psychisch sehr belasten. Trotzdem haben Sie hoffentlich beim Lesen dieses Buches wieder etwas Zuversicht gewonnen. Weil es viele Möglichkeiten gibt, positiv auf die Erkrankung einzuwirken, etwa mit Bewegung und gesunder Ernährung. Je früher Sie damit beginnen, desto besser. Aber verständlich ist auch, dass brüchige Knochen Angst auslösen können. Viele Betroffene fürchten sich davor, hinzufallen, sich Arm oder Oberschenkel zu brechen oder sogar irgendwann pflegebedürftig zu werden. Dabei gilt es zu unterscheiden: Die Erkrankung ernst zu nehmen und sich deswegen in bestimmten Situationen vorsichtig zu verhalten, ist durchaus ratsam. Das soll aber keinesfalls bedeuten, dass Sie ständig Angst haben müssen, hinzufallen und sich etwas zu brechen. So geht es jedoch leider vielen Osteoporose-Betroffenen und älteren Menschen. Wenn die Sorgen über gesunde Vorsicht hinausgehen, spricht man von Sturzangst. Etwa ein Drittel aller alten Menschen leidet darunter. Sturzangst baut sich schleichend auf und belastet oft mehr als der Sturz selbst. Viele wollen aus Scham nicht darüber sprechen. Ist die Angst einmal da, wird der Gang unsicher, egal in welcher körperlichen Verfassung man sich befindet. Man verkrampft sich, der Körper fühlt sich steif an, wodurch schneller das Gleichgewichtsgefühl verloren geht. Es ist ganz wichtig, solche Ängste ernst zu nehmen und dagegen anzugehen. Dabei kann

HABE ICH STURZANGST?

Vorsicht ist gesund, doch permanente Angst belastet. In welcher der folgenden Situationen haben Sie oft Angst, zu stürzen?

- ◯ Den Hausputz machen (z.B. kehren, staubsaugen oder staubwischen)
- ◯ Sich an- oder ausziehen
- ◯ Einfache Mahlzeiten zubereiten
- ◯ Ein Bad nehmen oder duschen
- ◯ In einem Laden einkaufen
- ◯ Von einem Stuhl aufstehen oder sich hinsetzen
- ◯ Eine Treppe hinauf- oder hinuntergehen
- ◯ In der Nähe der Wohnung draußen umhergehen
- ◯ Etwas erreichen, was sich oberhalb des Kopfes oder auf dem Boden befindet
- ◯ Das Telefon erreichen, bevor es aufhört zu klingeln
- ◯ Auf einer rutschigen Oberfläche gehen (z. B. wenn es nass oder vereist ist)
- ◯ Einen Freund oder Verwandten besuchen
- ◯ In einer Menschenmenge umhergehen
- ◯ Auf unebenem Boden gehen (z. B. Kopfsteinpflaster, ungepflegter Gehweg)
- ◯ Eine Steigung hinauf- oder hinuntergehen
- ◯ Eine Veranstaltung besuchen (z. B. ein Familientreffen, eine Vereinsversammlung oder einen Gottesdienst)

Hilfe bekommen: Die Diagnose Sturzangst können nur Fachleute stellen. Wenn Sie hier aber vieles angekreuzt haben, ist das ein guter Grund, mit Ihrer Ärztin oder Ihrem Arzt darüber zu sprechen. Nehmen Sie die Liste mit zum Arztgespräch.

professionelle Unterstützung nötig und auch sehr hilfreich sein. Für eine erste Einschätzung, ob Ihre Angst über das normale Maß hinausgeht, nutzen Sie den Fragebogen auf der vorherigen Seite und sprechen Sie darüber mit Ihrer Ärztin oder Ihrem Arzt.

Aktiv gegen Sturzangst

Die Angst vor Stürzen kann Menschen buchstäblich lähmen und so in einen Teufelskreis führen. Betroffene bleiben lieber in der eigenen Wohnung, geben Hobbys auf. Die sozialen Kontakte werden weniger, aber auch die physische Leistungsfähigkeit leidet. Und je weniger man sich bewegt, desto weniger Muskeln hat man, was wiederum die Gefahr von Stürzen erhöht. Wenn dann ein Sturz passiert, sind die Verletzungen oft schwerer und die Angst vor künftigen Stürzen wird noch größer. So macht das Leben keine Freude mehr, sodass schlimmstenfalls sogar Symptome einer Depression auftreten können. Wichtig ist es daher, sich so früh wie möglich Hilfe zu holen, um den Teufelskreis zu durchbrechen. Dabei kann eine Psychotherapie helfen, etwa eine sogenannte kognitive Verhaltenstherapie. Diese kommt bei allgemeinen Angststörungen zum Einsatz und wirkt nachweislich auch bei Sturzangst. In einer Therapie lernen Sie, die Gedankenmuster und Ängste, die mit Sturzangst verbunden sind, zu erkennen und zu verändern. Manchmal gehört dazu auch eine Konfrontationstherapie, bei der Sie sich schrittweise und kontrolliert Ihren Ängsten aussetzen, um die Ängste abzubauen.

KOMPETENZEN GEBEN SICHERHEIT. Im Laufe der Therapie gewinnen Sie Selbstvertrauen und ein klareres Gefühl, über welche Kompetenzen Sie verfügen und welche verbessert werden sollten. Sie lernen zum Beispiel, Stolperfallen zu identifizieren. Wenn Sie erkennen, dass Sie bestimmte Situationen kontrollieren können, wird die Angst schwächer.

Wenn Sie unter Depressionen leiden, sollte dies unbedingt berücksichtigt werden. Depressionen sind eine Krankheit, die, genau wie Osteoporose, gut behandelt werden kann und auch behandelt werden sollte. Neben einer Psychotherapie kann es unter Umständen auch sinnvoll sein, für kurze Zeit Antidepressiva einzusetzen, die auch bei der Behandlung von Angststörungen wirksam sind. Dazu werden Sie ärztlich beraten – vorausgesetzt, Sie sprechen Ihre seelischen Belastungen überhaupt an. Das kostet mitunter Überwindung, doch es ist der erste wichtige Schritt raus aus dem beschriebenen Teufelskreis. Auch bei Ängsten und Depressionen ist Ihre Hausärztin oder Ihr Hausarzt eine gute erste Anlaufstelle. Therapeuten können Sie zum Beispiel über den Terminservice der Kassenärztlichen Vereinigung finden (116117-termine.de). Alle Psychotherapeuten sind gesetzlich dazu verpflichtet, ein Erstgespräch anzubieten. Ergänzend kann gerade bei seelischen Belastungen der Austausch in einer Osteoporose-Selbsthilfegruppe wertvoll sein. Parallel machen Sie mit Ihren Kraft- und Gleichgewichtsübungen weiter, die Ihnen dabei helfen, ein gutes Körpergefühl zu entwickeln. Weil Sie sich wieder auf Ihre körperlichen und geistigen Fähigkeiten verlassen können, erobern Sie sich Stück für Stück Ihr Leben zurück.

Wieder auf die Beine kommen

Vielleicht setzen Sie schon eine Weile die Empfehlungen aus diesem Buch erfolgreich um. Sie trainieren regelmäßig, achten bewusst auf Ihre Ernährung, haben alle Stolperfallen in Ihrer Wohnung beseitigt. Und dann passiert es doch: Sie stürzen unglücklich und ziehen sich einen schmerzhaften Bruch zu. Wie dieser medizinisch behandelt wird, haben Sie bereits im ersten Kapitel erfahren. Aber was macht diese Erfahrung mit Ihnen? Vielleicht empfinden Sie es als Rückschlag, schlimmstenfalls sogar als persönliches Versagen. Machen Sie sich dann unbedingt klar: Sie haben nicht versagt! Der Bruch ist eine medizinische Komplikation, verursacht durch eine Erkrankung, die Ihre Knochenstruktur geschwächt hat. Das Risiko von Knochenbrüchen lässt sich zwar senken, aber niemals auf null reduzieren. Damit umzugehen fällt leichter, wenn man es als Teil des Krankheitsverlaufs akzeptiert. Lassen Sie sich nicht von negativen Gedanken beherrschen. Achten Sie stattdessen, während Ihr Knochen heilt, verstärkt auf Ihr seelisches Wohlbefinden. Denn die wenigsten Menschen mögen es, auf Hilfe angewiesen zu sein und nicht mehr so unabhängig wie früher handeln zu können. In solchen Situationen fühlt man sich schnell isoliert. Lassen Sie es nicht so weit kommen. Halten Sie den Kontakt zu Freundinnen, zur Familie und zu Nachbarn. Es tut auch gut, Interessen und Hobbys so weit wie möglich

SO GEHT'S AUFWÄRTS!

Keine Angst vor Brüchen! Werden Sie aktiv, nicht nur gegen Osteoporose, sondern auch für Ihr seelisches Wohlbefinden.

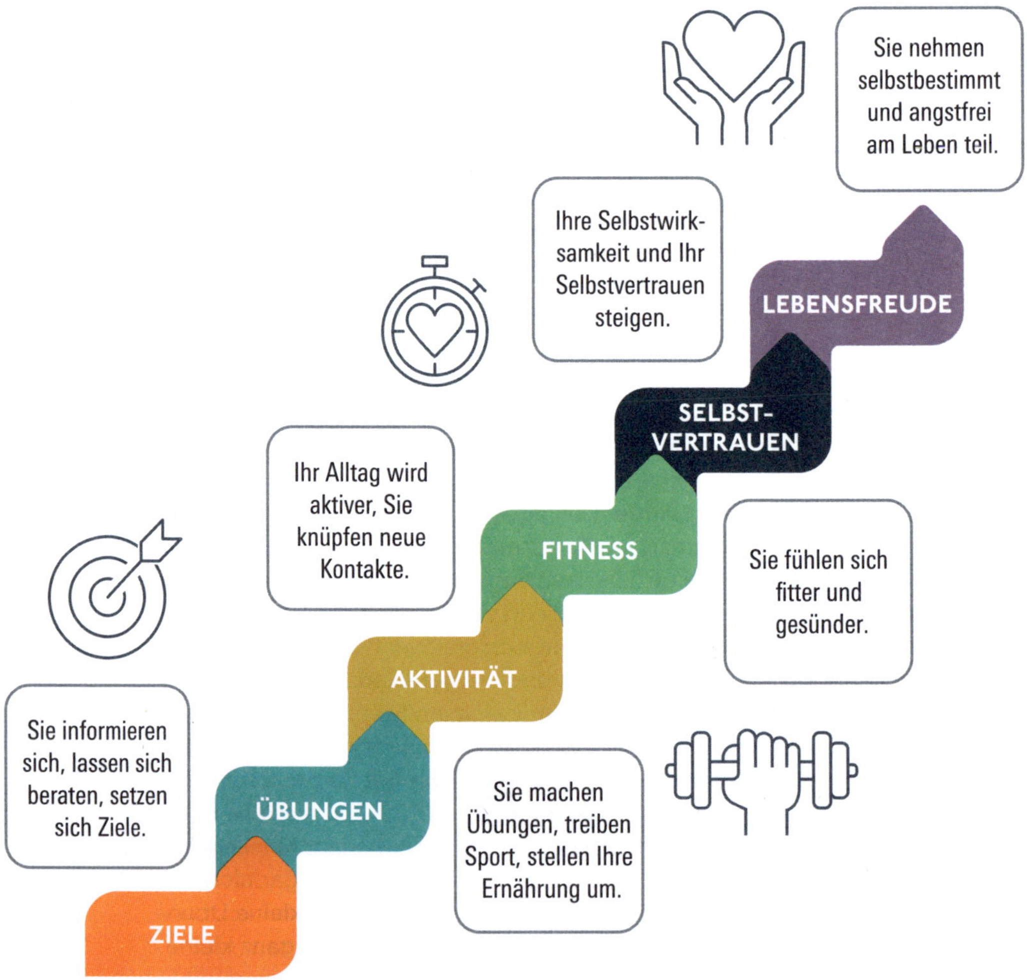

Sie informieren sich, lassen sich beraten, setzen sich Ziele.
ZIELE
ÜBUNGEN
Sie machen Übungen, treiben Sport, stellen Ihre Ernährung um.
AKTIVITÄT
Ihr Alltag wird aktiver, Sie knüpfen neue Kontakte.
FITNESS
Sie fühlen sich fitter und gesünder.
SELBST-VERTRAUEN
Ihre Selbstwirksamkeit und Ihr Selbstvertrauen steigen.
LEBENSFREUDE
Sie nehmen selbstbestimmt und angstfrei am Leben teil.

weiter zu verfolgen. Wandeln Sie Ihr Hobby doch einfach kreativ um. Vielleicht ist Ihre Malgruppe bereit, sich eine Weile bei Ihnen zu Hause zu treffen? Wenn Sie bisher gerne lange gewandert sind, starten Sie nun wieder langsam mit kurzen Spaziergängen.

GEMÜTLICHKEIT UND GENUSS. Eine bequem eingerichtete Wohnung kann den Heilungsprozess unterstützen, zum Beispiel mit vielen Kissen, ergonomischen Möbeln und allen Dingen, die Sie mögen und die eine angenehme Atmosphäre schaffen. Zu mehr Wohlbefinden führt auch eine ausgewogene, schmackhafte Ernährung, die reich an Kalzium und Vitamin D ist.

Es ist wichtig, dass Sie auch nach einem Bruch Ihre Therapien und Übungen nicht aufgeben und weiterhin auf Ihre Ernährung achten. Machen Sie, soweit möglich unter Anleitung, sanfte Übungen, ohne die schmerzenden Stellen zu sehr zu belasten. Kontrolliert bewegen und kontrolliert belasten, das ist das Gebot der Stunde bei einem frisch gebrochenen Knochen. Oberstes Ziel ist es, Ihre Muskeln zu erhalten, damit Sie so schnell wie möglich beweglich werden. Setzen Sie sich kleine und erreichbare Ziele, zum Beispiel: Heute mache ich wieder 50 Schritte mehr oder heute werde ich 15 Mal hintereinander vom Stuhl aufstehen und mich wieder hinsetzen. Gönnen Sie sich regelmäßige Pausen, Zeit für Entspannung und Aktivitäten, die Ihnen Freude bereiten. Seien Sie geduldig mit sich selbst, aber üben Sie kontinuierlich weiter. Es kann helfen, sich mit Entspannungstechniken wie tiefem Atmen, Meditation und progressiver Muskelentspannung vertraut zu machen, um Stress oder Ängste im Zaum zu halten. Fragen Sie gezielt nach Therapien sowohl für den Körper als auch für die Psyche. Wenn Sie in der Zeit nach einem Bruch an Reha- und physiotherapeutischen Kursen teilnehmen, werden Sie schneller wieder mobil werden. Und die gute Laune und Ihr Selbstvertrauen stärken Sie, wenn Sie mit anderen Menschen zusammen etwas unternehmen – zum Beispiel ins Kino gehen, Karten spielen oder was auch immer Sie gern machen. Falls Sie körperlich zu eingeschränkt sind, können Sie Online-Plattformen und virtuelle Gruppensitzungen nutzen, um soziale Kontakte zu pflegen. Keinesfalls sollten Sie nach einem Bruch nur zu Hause sitzen und gar nichts tun. Denken Sie daran, irgendwas geht immer. Schon kleine Übungen helfen Ihrer Beweglichkeit auf die Sprünge, schon ganz kleine Schritte bringen Sie voran und zurück in ein aktives Leben.

HILFE

Hilfreiche Internetseiten
Register

HILFREICHE INTERNETSEITEN

Selbsthilfe
Osteoporose Selbsthilfegruppen Dachverband
osd-ev.org/osd/

Bundesselbsthilfeverband für Osteoporose
Osteoporose-deutschland.de

Netzwerk-Osteoporose
netzwerk-osteoporose.de

Osteoporose Selbsthilfe Österreich
osteoporose-selbsthilfe.org

OsteoSwiss
osteoswiss.ch/de/

Information Osteoporose
Bundeszentrale für gesundheitliche Aufklärung
frauengesundheitsportal.de/themen/osteoporose

Leitlinie Osteoporose
leitlinien.dv-osteologie.org

Aktion gesunde Knochen
aktiongesundeknochen.at

Fachgesellschaften
Dachverband Osteologie
dv-osteologie.org

Deutsche Gesellschaft für Osteologie
dgosteo.de

Berufsverband für Orthopädie und Unfallchirurgie
bvou.net

Hilfe bei Schmerzen
Deutsche Schmerzliga
schmerzliga.de

Ernährungswissen allgemein
Deutsche Gesellschaft für Ernährung
dge.de

Altersgerechtes Umbauen
Förderung durch KfW
kfw.de/inlandsfoerderung/Privatpersonen/Bestandsimmobilien/

Hilfe für die Seele
Deutsche Depressionshilfe
deutsche-depressionshilfe.de

Terminservice der Kassenärztlichen Vereinigung
116117-termine.de

REGISTER

N

O

P

R

S

T

U

V

W, Z

Prof. Dr. med. Henning Kunter ist Chefarzt der Klinik für Unfallchirurgie, Orthopädie und Alterstraumatologie des Evangelischen Krankenhauses Köln-Kalk. Zuvor baute er an der Uniklinik Köln Deutschlands erstes zertifiziertes, universitäres Zentrum für Alterstraumatologie und -orthopädie auf. Er hat eine einmalige Spezialisierung im Hinblick auf Osteoporose und setzt sich dafür ein, die medizinische Versorgungssituation von Betroffenen zu verbessern.

Die Stiftung Warentest wurde 1964 auf Beschluss des Deutschen Bundestages gegründet, um dem Verbraucher durch vergleichende Tests von Waren und Dienstleistungen eine unabhängige und objektive Unterstützung zu bieten. Mehr zu unserem Qualitätsanspruch und viele weitere Bücher finden Sie unter www.test.de.

Stiftung Warentest

© 2025 Stiftung Warentest, Berlin

Stiftung Warentest
Lützowplatz 11–13, 10785 Berlin
www.test.de
email@stiftung-warentest.de
USt-IdNr.: DE136725570

Vorständin: Julia Bönisch

Programmleitung: Niclas Dewitz
Autor: Prof. Dr. med. Henning Kunter
Projektleitung: Eva Gößwein
Lektorat: Angelika Friedl
Fachliche Beratung: Dr. Friederike Thomasius
Korrektorat: Dr. Georg-Christian von Raumer
Grafik, Satz: Anna Bakalovic
Bildnachweis: Ev. Krankenhaus Köln-Kalk: Foto Kunter (Titel); Illustrationen: Christian Königsmann: S. 10, S. 39, S. 71, S. 88/89, S. 96, S. 176/177; gettyimages (Ikons): S 81, S. 126, S. 141, S. 160, S. 170
Verlagsherstellung: Rita Brosius (Ltg.), Romy Alig, Susanne Beeh
Druck: MEO MEDIA, eine Marke der Meinders & Elstermann GmbH & Co. KG, Belm

ISBN: 978-3-7471-0908-3

Bei Fragen zur Sicherheit dieses Produkts wenden Sie sich bitte an:gpsr@stiftung-warentest.de

Unser Umweltversprechen Wir haben für dieses Buch 100 % Recyclingpapier und mineralölfreie Druckfarben verwendet. Stiftung Warentest druckt ausschließlich in Deutschland, weil hier hohe Umweltstandards gelten und kurze Transportwege für geringe CO_2-Emissionen sorgen. Auch die Weiterverarbeitung erfolgt ausschließlich in Deutschland.

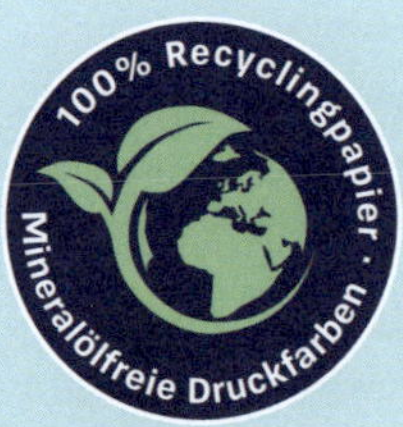